歯内療法成功のための
コーンビームCT活用術

Cone Beam Computed Tomography in Endodontics

［編著］
Shanon Patel
Simon Harvey
Hagay Shemesh
Conor Durack

月星 光博（日本語版）

［監訳］
興地 隆史

クインテッセンス出版株式会社　2018

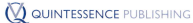

Berlin, Barcelona, Chicago, Istanbul, London, Milan, Moscow, New Delhi, Paris, Prague, São Paulo,
Seoul, Singapore, Tokyo, Warsaw

原版寄稿者一览

Francesca Abella Sans DDS, PhD
Program Co-ordinator of Restorative Dentistry and Endodontics, Universitat Internacional de Catalunya, Barcelona, Spain

Bhavin Bhuva BDS, MFDS RCS, MClinDent, MRD RCS (Edin)
Consultant in Endodontics, Endodontic Postgraduate Unit, Guy's and St Thomas' NHS Foundation Trust, London, UK and Specialist practice, London, UK

Conor Durack BDS, MFD RCSI, MClinDent, MEndo RCS (Edin)
Specialist in Endodontics, Limerick, Ireland

Simon C Harvey BDS, MA (MedLaw), MFDS RCS (Edin)
Specialist Registrar in Dental and Maxillofacial Radiology, Guy's and St Thomas' NHS Foundation Trust, London, UK

Shalini Kanagasingam BDS, MClinDent, MFDS RCS (Eng), MRD RCS (Edin)
Head of Operative Dentistry, National University of Malaysia, Kaula Lumpur, Malaysia

Shanon Patel BDS, MSc, MClinDent, FDS RCS (Edin), MRD RCS (Edin), PhD
Consultant/Honorary Senior Lecturer in Endodontics, King's College London Dental Institute, London, UK and Specialist practice, London, UK

Navid Saberi BDS, MFDS RCS (Edin), MSc
Private practice (limited to Endodontics), Brighton, UK

Hagay Shemesh DMD, PhD
Associate Professor and Chair, Division of Endodontology, Academic Centre for Dentistry Amsterdam (ACTA), Amsterdam, The Netherlands

Mitsuhiro Tsukiboshi DDS, PhD
General Practitioner and Chairperson of Tsukiboshi Dental Clinic, Aichi, Japan
and Clinical Professor, Tohoku University, Graduate School of Dentistry, Japan

Cindy Verdegaal DMD
Postgraduate in Endodontics, Division of Endodontology, Academic Centre for Dentistry Amsterdam (ACTA), Amsterdam, The Netherlands

Eric Whaites MSc, BDS, FDS RCS (Edin), FDS RCS (Eng), FRCR, DDR RCR
Senior Lecturer/Honorary Consultant in Dental and Maxillofacial Radiology, King's College London Dental Institute, London, UK

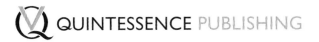

Quintessence Publishing Co. Ltd,
Grafton Road, New Malden, Surrey KT3 3AB,
United Kingdom
www.quintpub.co.uk
Copyright © 2016
Quintessence Publishing Co. Ltd

All rights reserved. This book or any part thereof may not be reproduced, stored in a retrieval system, or transmitted in any form or by any means, electronic, mechanical, photocopying, or otherwise, without prior written permission of the publisher.
Editing: Quintessence Publishing Co. Ltd, London, UK
Layout and Production: Quintessenz Verlags-GmbH, Berlin, Germany
Index: Indexing Specialists (UK) Ltd

Acknowledgements 謝辞

私たちの家族に心から深く感謝します．

本書の編纂にあたり，ここに記すかたがたに深甚なる謝意を捧げます．

かずかずの貴重なご助言を賜りました Francesco Mannocci 先生，斯界の第一人者で 2006 年に私を三次元の世界に導いてくださった Andrew Dawood 先生，ならびに，ロンドン大学キングス・カレッジ歯学部の歯内療法および卒後教育チームの皆様に．

Shanon Patel

多くのご支援を賜りました Jackie Brown 先生，Marta Varela 先生，Eric Whaites 先生，ならびに Georgina Harvey に．

Simon Harvey

J.A. Baart 先生（アムステルダム自由大学医療センター顎顔面外科），ならびに J.A. Castelijns 先生（アムステルダム自由大学医療センター頭頸部放射線科）に．

Hagay Shemesh

Eilis Lynch 先生（Ennis Periodontology & Dental Implant Referral Clinic），ならびに Riverpoint Specialist Dental Clinic（アイルランド・Limerick）の皆様に．

Conor Durack

Foreword 推薦の辞

　修復歯科治療の目的は，患者を痛みから解放し，また歯の喪失を未然に防止し，さらには失われた口腔組織や歯質を修復して患者の審美的，機能的要求を満たすことである．これらの要件を満足するためには，本書の内容である歯内療法を含めた集学的医療がしばしば必要となる．

　歯科医療，とりわけ歯内療法におけるコーンビームCT（CBCT）の応用については，必ずしも見解が一致していない．さまざまなガイドラインや見解表明が近年発表されているが，この診断法に関連した利益やリスクにはいまだ不明な点が残されており，多少の誤解すら見受けられる．歯髄や根尖歯周組織の疾患に対するCBCTの応用に関する内容を網羅した，包括的かつ信頼すべき教科書が必要とされていることは疑いない．したがって，本書の刊行はまさに時宜を得たものであり，歯内療法学，顎顔面放射線学の専門家に豊富な情報が提供されることとなる．CBCTを使用している専門医研修課程や学部の学生のみならず，一般歯科医や研修歯科医にとっても座右の書となろう．

　本書では，2部構成により読者の便宜が図られている．前半のChapter 1〜4ではCBCTに関連した放射線医学の要点，すなわち，重要ながらも目を向けられることが少なく，また読者の理解が及びづらい内容に対して紙面が割かれている．また，残りのChapter 5〜11はCBCTの歯内療法へのさまざまな応用が解説されている．本書は全体を通して，ALARA（as low as reasonably achievable）の原則の遵守が最も重要であるとの理念のもとに執筆されているが，これはCBCTの実効線量が従来の方法より大きいことを理由としている．

　本書の各Chapterは，研究・臨床面で経験豊富な専門家によって執筆されている．また，本書には従来法によるエックス線画像，CBCT画像とも多数が掲載されるとともに，それぞれに明解な解説が付されている．

　CBCTという比較的新しい画像技術により，臨床上有益な多くの情報がもたらされる．本書はこの点に関して優れた解説を行うとともに，症例選択の重要性を強調した内容となっている．さらに，重要な参考文献も示されており，CBCTをいかに歯内療法へ応用するかについての，エビデンスに基づく見解が提示されている．

Paul MH Dummer

カーディフ大学 教育・学生担当副学長
修復歯科学教授
ヨーロッパ歯内療法学会 事務局長

Cardiff にて
2015年10月

Preface 序文

　歯内療法は診断，治療計画策定および治癒の判定をエックス線写真に依存している．ところが，従来のエックス線画像検査に限界があることは，再三記載されている通りである．このため，診断率の低下や治療計画への影響が生じる可能性がある．

　近年コーンビーム CT（CBCT）の普及が大きく進み，歯内療法を含めたさまざまな歯科医療の領域で応用されている．CBCT は，従来のエックス線検査の抱える多くの問題点の解決が図られているため，歯内療法における複雑な問題点の診断や対応に不可欠とされている．

　本書の編者は，いずれも豊富な CBCT の使用経験を有している．臨床あるいは研究・教育に携わる過程で，CBCT の歯内療法への応用を最新のエビデンスや理論的背景に基づき図解した解説書の必要性を認識するに至ったものである．

　本書には，CBCT の放射線医学的な特性についての理解を図ること，および歯内療法への CBCT の応用を包括的に解説することという 2 つの目的がある．一方，CBCT の実効線量は従来の画像検査法より大きい．したがって本書では，CBCT を用いるうえで道義的に理解すべきこととして，その適用が正当化されるべきこと，および照射線量は可能な範囲でできる限り低くすべきであることが強調されている．

　本書は，撮像視野が小さく解像度が高い画像検査法である CBCT の歯内療法への応用について，基盤となる情報を読者に提供することを企図している．一方で，歯科放射線学が常に発展しているという事実も強調したい．CBCT の使用に際しては，歯科放射線学，とりわけ CBCT に関する最新の知識を吸収・維持しようとする姿勢が不可欠であろう．

Shanon Patel

Simon C Harvey

Hagay Shemesh

Conor Durack

Translator's Foreword 訳者のことば

『Cone Beam Computed Tomography in Endodontics』日本語版の発刊に寄せて

　歯内療法の変革の波は留まるところを知らぬかの感があり，新たな機器，材料，術式の開発と実用化が近年なお活発に展開していることは周知の通りである．そのなかで，本書のテーマであるコーンビームCT（CBCT）の応用が，歯内療法における診断や治療計画立案に多大な変革をもたらしていることは論を待たない．本書では，歯髄疾患や根尖性歯周疾患に対するCBCTの応用が，明瞭な臨床画像や豊富なエビデンスとともにわかりやすく詳述されており，歯内療法におけるCBCTの有用性をあらゆる側面から知ることができる充実した内容となっている．

　ところが，CBCTの歯内療法への適用をいかに正当化するかについては見解の不一致もみられる．本書ではこの点についても十分な配慮がなされており，ALARA（as low as reasonably achievable）の原則に基づき撮影の正当化と患者の放射線被曝の最適化を行うべきことが一貫して強調されている．さらに，他書にない本書の特色として，前半のChapter 1～4でCBCTの放射線医学的な特性に紙面が割かれており，CBCTを活用するための基礎的背景を深く学ぶことも可能となっている．

　本書の執筆陣は，いずれもCBCTに関する豊富な臨床・研究の経験を有する気鋭の専門家である．とりわけ筆頭編者のShanon Patel博士は，CBCTの歯内療法への応用についてのヨーロッパにおける「草分け」的存在のひとりであり，2007年以降数十編の学術論文を国際専門誌に続々と発表するとともに，ヨーロッパ歯内療法学会が2014年に公表した『歯内療法におけるCBCTの応用に関するポジションペーパー（学会見解論文）』では，筆頭著者を務めている．

　本書の翻訳に際しては，臨床や研究の面でCBCTに造詣の深いかたがたに共訳をお願いし，いずれもご快諾をいただいたことから，原書の充実した内容を正確に読者にお伝えできることとなった．また，用語については，日本歯内療法学会，日本歯科放射線学会の学術用語集も参照して統一をはかった．さらに表現についても適宜統一を図るとともに，CBCTに関心をお持ちの臨床医の方々の便宜のため，訳注も配することとした．翻訳を意欲的にご担当いただいた共訳者各位のご尽力に，深甚なる謝意を表する次第である．

　本書が，CBCTを活用した質の高い歯内療法の実践をめざす臨床医各位の座右の書として活用されることを願っている．

2017年10月

監訳者

興地 隆史

about the editors 編著者・著者紹介

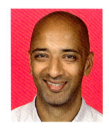

Shanon Patel
学士（歯学），修士（歯学），エディンバラ王立外科医師会会員，博士（歯学）　指導医/歯内療法学上級講師

ロンドン中心部で歯内療法専門医として臨床に携わるとともに，ロンドン大学キングス・カレッジの歯内療法卒後研修ユニットで教育活動に従事している．歯の生存にかかわる因子，歯根吸収への対応，歯の外傷，歯内療法へのCBCTの応用などを研究テーマとしており，これまで35名以上の修士・博士課程の学生を指導してきた．また，ヨーロッパ歯内療法学会（ESE）が『歯内療法におけるCBCTの応用に関するポジションペーパー（European Society of Endodontology position statement: the use of CBCT in endodontics. 2014）』を公表した際には，歯内療法での画像診断に関する豊富な専門知識を活かし，取りまとめの中心的な役割を演じている．さらに，歯内療法に関する幅広い内容をテーマとして国内外で多くの招待講演を行っている．これまで60編以上の論文を査読付き学術誌に発表するとともに，単行本15編で分担執筆者（単著・共著），歯内療法学の教科書3編で共編者を務めている．

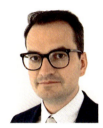

Simon Harvey
学士（歯学），エディンバラ王立外科医師会会員，修士（医療倫理と法学）　口腔顎顔面放射線専門医

シェフィールド大学を卒業後，口腔外科の臨床講師として歯学生の卒前臨床教育に従事し，2010年にはエディンバラ王立外科医師会より歯科専門部会の会員資格を授与された．その後ロンドン大学キングス・カレッジ法学部で学び，医療倫理と法学について修士号を取得したのち，2014年にはロンドン・ガイズ病院で口腔顎顔面放射線専門医の資格を得ている．現在はCBCTや歯科における医事紛争を研究対象にするとともに，卒前・卒後教育に従事している．

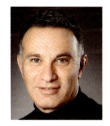

Hagay Shemesh
学士（歯学），博士（歯学）　歯内療法学准教授

Academic Center for Dentistry Amsterdam（ACTA，オランダ）で歯内療法学を担当するとともに，歯内療法専門医としてクリニックを開院している．根管壁に関する研究（"New insights into the root canal wall"）で歯学博士の学位を取得したのち，2000年よりACTAで卒前・卒後教育に従事．CBCTを用いた歯内療法の予後判定，根管充填材，および歯内療法が根管壁に及ぼす影響を研究テーマとしており，これまで35名にのぼる修士・博士課程の学生の指導を担当してきた．歯内療法関連の多様な内容で，45編の論文を査読付き学術誌に発表している．

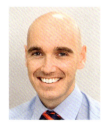

Conor Durack
学士（歯学），アイルランド王立外科医師会会員，修士（歯学），エディンバラ王立外科医師会会員　歯内療法専門医

歯内療法のあらゆる領域に対応する専門医として，Limerick（アイルランド）で紹介患者を中心に診療に従事している．歯根外部吸収に対するCBCTの診断精度に関する研究で修士の学位を取得，査読付き学術誌に多数の論文を発表するとともに6編の教科書で分担執筆を担当した．ESEによる『歯内療法におけるCBCTの応用に関するポジション・ペーパー』の共著者でもある．ESEで診療委員会委員を務めるとともに，アイルランド歯内療法学会会長ならびに卒後教育委員会委員として，アイルランドにおける歯内療法卒後教育制度の導入に参画している．

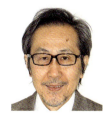

Chapter9 執筆：**月星光博**　愛知県開業・月星歯科クリニック

1977年大阪大学歯学部を卒業後，京都大学医学部大学院へ進学し医学博士を取得，1982年愛知県で開業し現在に至る．歯科の多岐にわたって著書を上梓しており，外傷歯や自家歯牙移植の著書は多くの国で翻訳出版されている．2009年，2010年に国際外傷歯学会会長を務めたほか，米国・ロマリンダ大学歯学部非常勤講師，同国・ウエスタン大学歯学部臨床助教授，大阪大学歯学部非常勤講師，東北大学歯学部臨床教授を歴任．また，日本自家歯牙移植・外傷歯学研究会およびCEセミナーを長年にわたり主宰している．

about the translators 日本語版訳者紹介

監修・Chapter6 翻訳：**興地隆史**　東京医科歯科大学大学院 医歯学総合研究科 口腔機能再構築学講座 歯髄生物学分野 教授

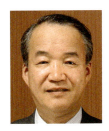

1984年　東京医科歯科大学歯学部 卒業
1988年　同大学院歯学研究科歯科保存学専攻 博士課程修了
　　　　同大学歯学部歯科保存学第三講座 助手
1999年　東京医科歯科大学歯学部附属病院維持系診療科 講師
2001年　新潟大学歯学部附属病院総合診療部 教授
2003年　同大学大学院医歯学総合研究科口腔健康科学講座う蝕学分野 教授
2015年～現職

［主な著書］『YEARBOOK 2017 最新エンドのグローバルスタンダード 基礎・解剖から外科的歯内療法まで』（編著），『新しいNi-Ti製ファイルの歯内療法 Single Patient Use時代の到来』〔以上小社刊〕，『HYORON ブックレット MTA その基礎と臨床 生体材料としての現状と展望』〔ヒョーロンパブリッシャーズ〕，『歯内療法のケースアセスメントと臨床 根管形態からみる・ストラテジーを選ぶ』〔医歯薬出版〕

Chapter1 翻訳：**海老原 新**　東京医科歯科大学大学院 医歯学総合研究科 口腔機能再構築学講座 歯髄生物学分野 助教

1986年　東京医科歯科大学歯学部 卒業
1990年　同大学院歯学研究科歯科保存学専攻 博士課程修了
　　　　東京医科歯科大学歯学部附属病院 医員
1991年　日本学術振興会特別研究員
1993年　東京医科歯科大学歯学部歯科保存学第三講座 助手
1999年　同大学院医歯学総合研究科歯髄生物学分野 助手
2007年～現職

Chapter2 翻訳：**渡邊 裕**　東京医科歯科大学大学院 医歯学総合研究科 口腔放射線医学分野 准教授

1996年　東京医科歯科大学歯学部 卒業
2000年　同大学院歯学研究科歯科放射線学専攻 博士課程修了
2000年　東京医科歯科大学歯学部附属病院歯科放射線科 医員
2003年　同大学院医歯学総合研究科口腔放射線医学分野 助手
2007年　同 助教
2011年～現職

Chapter3 翻訳：**倉林 亨**　東京医科歯科大学大学院 医歯学総合研究科 口腔放射線医学分野 教授

1981年　東京医科歯科大学歯学部 卒業
1985年　同大学院歯学研究科歯科放射線学専攻 博士課程修了
1985年　同大学歯学部歯科放射線学講座 助手
1994年　東京医科歯科大学歯学部附属病院歯科放射線科 講師
2000年　東京医科歯科大学大学院医歯学総合研究科口腔放射線医学分野 助教授
2003年～現職

Chapter4 翻訳：**池 真樹子**　新潟大学大学院 医歯学総合研究科 顎顔面放射線学分野 助教

2005年　明海大学歯学部 卒業
2009年　同大学院歯学研究科歯学専攻 博士課程修了
同年～　現職

Chapter5 翻訳：**浦羽真太郎**　昭和大学歯学部 歯科保存学講座 歯内治療学部門 助教

2011年　東京医科歯科大学歯学部 卒業
2016年　同大学院医歯学総合研究科口腔機能再構築学講座歯髄生物学分野 博士課程修了
2016年　東京医科歯科大学歯学部附属病院 医員
2017年～現職

Chapter7 翻訳：**古澤成博**		東京歯科大学 歯内療法学講座 教授		
1983年	東京歯科大学 卒業		2005年	東京歯科大学歯科保存学第一講座 講師
1987年	同大学院歯学研究科 修了		2006年	同大学口腔健康臨床科学講座 准教授
1988年	同大学歯科保存学第一講座 助手		2013年	同大学歯科保存学講座 教授
1993年	米国・Pacific Endodontic Research Foundation マイクロスコープ歯内療法学マスターコース修了		2017年～	現職

Chapter8 翻訳：**中田和彦**		愛知学院大学 歯学部 歯内治療学講座 教授		
1988年	愛知学院大学歯学部 卒業		1998年	愛知学院大学歯学部歯内治療学講座 講師
1992年	同大学院歯学研究科歯科保存学専攻 博士課程修了 同大学歯学部口腔治療学(現・歯内治療学)講座 助手		2013年	同 准教授
1997年	オーストラリア・クイーンズランド大学歯学部 客員研究員		2014年～	現職

Chapter8 翻訳：**柴田直樹**		愛知学院大学 歯学部 歯内治療学講座 講師
1992年	愛知学院大学歯学部 卒業	
1996年	同大学院歯学研究科歯科保存学専攻 博士課程修了 同大学歯学部口腔治療学(現・歯内治療学)講座 助手	
2004年～	現職	

Chapter9 翻訳：**月星太介**		愛知県・月星歯科クリニック		
2004年	愛知学院大学歯学部 卒業，月星歯科クリニック勤務		2012年	米国・ロマリンダ大学 the Advanced Education Program in Implant Dentistry 修了
2005～2009年	大阪大学大学院歯学研究科顎口腔機能再建学講座 博士課程修了，同講座医員		2013年～	現職，大阪大学大学院歯学研究科顎口腔機能再建学講座 招聘教員，米国口腔インプラント学会 フェロー

Chapter10 翻訳：**林 美加子**		大阪大学大学院 歯学研究科 口腔分子感染制御学講座(歯科保存学教室) 教授		
1987年	大阪大学歯学部 卒業		2002年	大阪大学大学院歯学研究科口腔分子感染制御学講座 助手
1994年	大阪大学歯学部附属病院 助手		2005年	大阪大学歯学部附属病院 講師
1997年	大阪大学大学院歯学研究科分子病態口腔科学専攻 博士課程修了		2011年	大阪大学大学院歯学研究科口腔分子感染制御学講座 准教授
2001年	英国・マンチェスター大学 客員研究員		2012年～	現職

Chapter10 翻訳：**山口幹代**		大阪大学大学院 歯学研究科 口腔分子感染制御学講座(歯科保存学教室) 特任研究員		
2005年	大阪大学歯学部 卒業		2017年～	現職
2009年	同大学院歯学研究科分子病態口腔科学専攻 博士課程修了			
2015年	同大学大学院歯学研究科口腔分子感染制御学講座 助教			

Chapter11 翻訳：**前田英史**		九州大学大学院 歯学研究院 口腔機能修復学講座 歯科保存学研究分野 教授		
1990年	九州大学歯学部 卒業		2004年	九州大学病院口腔機能修復科歯内治療科 講師
1994年	同大学院歯学研究科歯学臨床系専攻 博士課程修了		2011年	同 診療准教授
1995年	同大学歯学部歯科保存学第二講座 助手		2015年～	現職
1999～2001年	米国・テキサス大学ヘルスサイエンスセンター サンアントニオ校留学			

Contents 目次

Chapter 1　口内法エックス線撮影法の限界とそれを補う新しい画像処理技術　13

- はじめに　13
- 口内法エックス線写真の限界　13
  - ・三次元的な解剖の重ね合わせ　13
  - ・形態学的なエックス線写真の歪み　13
  - ・解剖学的ノイズ　14
  - ・経過観察におけるエックス線写真　17
- 歯内療法の診断における先進的エックス線撮影技術　17
  - ・MRI（磁気共鳴断層撮影法）　17
  - ・超音波(US)診断　18
  - ・Tuned-aperture computed tomography (TACT)　20
  - ・コンピュータ断層撮影法(CT)　21
  - ・コーンビームCT(CBCT)　23
- 結論　24
- 謝辞　24
- 参考文献　25

Chapter 2　放射線を理解する（放射線物理学）　27

- はじめに　27
- 電磁波とは　27
  - ・電磁波は光子か，連続性のある波動か？　28
- エックス線の生成について　28
  - ・制動放射線　28
  - ・特性エックス線　29
  - ・エックス線の生成にともなう熱の発生　30
  - ・エックス線のエネルギー分布（スペクトル）　30
  - ・エックス線の濾過について　30
  - ・管電流(mA)と管電圧(kV)の変更について　30
  - ・まとめ　31
- エックス線と物質との相互作用　31
  - ・エックス線の吸収　31
  - ・エックス線の散乱　31
  - ・エックス線の透過　32
- 参考文献　32

Chapter 3　歯科用コーンビームCT(CBCT)とは　33

- CTスキャナー（マルチディテクターCT）とCBCTの比較　33
  - ・マルチディテクターCT　33
  - ・CBCT　34
- エックス線検出器　34
  - ・I. I.（イメージ増倍管）　35
  - ・間接型FPD　36
  - ・直接型FPD　36
  - ・エックス線検出器の比較　36
  - ・量子検出効率　37
- 画像再構成　37
  - ・フィルタ補正逆投影法　37
  - ・フィルタ補正逆投影法の問題点と逐次近似法　39
- 画質　39
  - ・コントラスト分解能　39
  - ・空間分解能　40
  - ・コントラスト分解能および空間分解能の評価　40
  - ・ノイズ　40
    - 量子ノイズ　40
    - 構造ノイズ　41
    - 電子ノイズ　41
    - 信号雑音比(SNR)　41
  - ・不鮮鋭度　41
    - 形態学的不鮮鋭度　41
    - 体動によるぶれ（アーチファクト）　41
- 理想的なCBCT装置　42
- 参考文献　42

Chapter 4　CBCTを使うには：線量, 被曝リスク, アーチファクトの注意点　43

はじめに	43
線量と被曝リスク	43
・電離放射線の生体への作用	43
・確率的影響のリスク	44
・測定線量	44
・英国における被曝線量	44
・年齢と放射線リスク	45
・放射線リスクの推定	45
線量を低減するための対策	46
・撮影の正当化を実践する	46
・患者の撮影位置が正しいか確認する	47
・管電圧 (kV) を上げる	47
・線量低減機能を用いる	47
・ボクセルサイズを大きく (解像度を低く) する	47
・管電流 (mA) を低くする	47
・濾過機能 (フィルタリング) を適正化する	47
・管電流 (mA) を調節する	48
・コリメーション (エックス線束の集光〔平行〕化)	48
・180°スキャン画像を使用する	48
・パルスビーム機能を使用する	48
CBCT検査の平均線量	48
CBCTのアーチファクト	48
・検出限界によるアーチファクト	48
・線質硬化 (ビームハードニング) アーチファクト	49
・パーシャルボリューム効果 (部分容積効果)	49
・エイリアシングアーチファクト	50
・リングアーチファクト	51
・モーションアーチファクト	51
・ノイズ	51
・アーチファクトの概要	52
画像の表示と保存	53
・PACS	53
・DICOM	53
・画像表示モニタ	53
・照明や明るさの条件	53
・画像の保存	53
トレーニングの要件	53
CBCT特有の規制	54
画像の評価	54
参考文献	54

Chapter 5　CBCT像で見る顎顔面領域の解剖学　55

はじめに	55
上顎骨および口蓋骨の解剖学的形態	55
外鼻および鼻腔の解剖学的形態	55
上顎洞の解剖学的形態	58
上顎歯槽骨の解剖学的形態	60
上顎歯の解剖学的形態	61
下顎骨の解剖学的形態	61
下顎管の解剖学的形態	64
オトガイ孔の解剖学的形態	64
下顎歯槽骨の解剖学的形態	65
まとめ	66
参考文献	66

Chapter 6　根管の解剖学的形態を評価する　67

はじめに	67
複雑な解剖学的形態	67
・切歯, 犬歯	67
・小臼歯	68
・大臼歯	69
歯の形態異常	70
・歯内歯	70
・タウロドンティズム	70
・癒合歯	71
歯髄腔の計測パラメータ	73
歯根の長さと湾曲	74
結論	75
参考文献	77

Chapter 7　根尖性歯周炎を診る　　79

はじめに　79	・従来のエックス線写真　82
従来の口内法エックス線写真の限界　79	・CBCT　86
根尖性歯周炎の検出　80	結論　87
歯内治療の転帰の評価　82	
根尖性歯周炎のエックス線写真所見　82	参考文献　87

Chapter 8　非外科的, 外科的再根管治療での活用　　89

はじめに　89	・根管の見落としや解剖学的特徴の確認　92
非外科的再根管治療　90	外科的再根管治療　94
・根尖病変の検出　91	結論　95
・既存の根管治療の精度を評価する　92	参考文献　97

Chapter 9　外傷歯を診る　　99

はじめに　99	外傷歯のエックス線写真による経過観察　113
外傷歯のエックス線写真による評価　99	結論　113
・背景にあるもの　99	
・各種歯科外傷のエックス線写真による評価　100	参考文献　114

Chapter 10　歯根吸収を診る　　117

はじめに　117	・歯頸部外部吸収　121
外部性歯根吸収を診る　118	内部性歯根吸収を診る　126
・表面外部吸収　118	結論　128
・炎症性外部吸収　118	
・置換性外部吸収　119	参考文献　129

Chapter 11　垂直性歯根破折を診る　　131

はじめに　131	・生体内(*in vivo*)での研究　134
口内法エックス線写真による診断　131	結論　136
CBCTによる診断　132	
・生体外(*ex vivo*)での研究　133	参考文献　137

index　139

Chapter 1
口内法エックス線撮影法の限界とそれを補う新しい画像処理技術

Shanon Patel, Bhavin Bhuva, Eric Whaites
翻訳：海老原 新〔東京医科歯科大学大学院 医歯学総合研究科 口腔機能再構築学講座 歯髄生物学分野〕

はじめに

歯内療法では，診断から治療結果の評価に至るすべての過程で，エックス線を用いた評価は必須である[14,15,38]．口内法エックス線撮影法は，歴史的に最も適切な画像システムとして歯内療法で受け入れられてきた．しかし，口内法エックス線写真で得られる情報には限界があり，診断や治療計画に影響を及ぼす可能性がある．

本章では口内法エックス線写真の限界を示し，代替となる画像技術の相対的な長所と短所について言及する．

口内法エックス線写真の限界

三次元的な解剖の重ね合わせ

口内法エックス線撮影法は，三次元(3D)の構造を重ね合わせ，二次元(2D)の画像として描出するものである[8,34]．描出された画像は，複雑な歯槽部の解剖を近遠心断面(＝臨床的な面)画像としてのみ見られるようにする一方，頰舌断面(＝非臨床的な面)の解剖については，限られた情報しか得ることができない．

二次元のエックス線写真は，周囲組織に対する歯根の立体的な位置関係やその根尖病変の正確な評価を困難にしてしまう[10]．加えて，検査対象の歯根に見られる所見(歯根吸収など)の位置，特性，形態の評価が困難となる[35,50]．また，消失してしまった「三次元」の臨床的情報は，外科的歯内療法の治療計画時に有益となるものである[4,48]．このような情報として，皮質骨に対する歯根の位置，角度，皮質骨の厚さ，あるいは下歯槽神経，オトガイ孔，上顎洞などの隣接組織と歯根との位置関係を挙げることができる[26]．

エックス線ビームの水平的あるいは垂直的な角度を変えて検査部位を投影する偏心投影法エックス線写真は，解剖学的構造の立体的関係の評価を向上させるため付加的に用いられる(図1-1, 1-2)[11,13]．しかしこうした画像を付加しても，得られる情報は限られている[25,43]．

形態学的なエックス線写真の歪み

口内法エックス線写真は，できれば平行法での撮影をすべきである．患歯と受像体(エックス線フィルムやデジタルエックス線センサー)にエックス線ビームを適切な角度で照射するためのフィルム(センサー)ホルダーの使用や，患歯と受動体の平行性を確保するためのバイトブロックの使用は，形態学的に正確な画像を得るために有効である[14-16]．

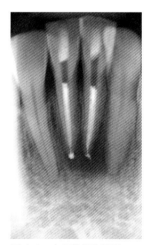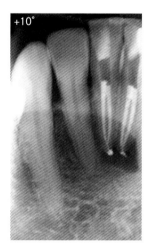

図1-1 水平的偏心投影．
右のエックス線写真では，下顎両側中切歯の根管充填状態の評価をより正確に行うために10°偏心投影を行っている．これによって2歯の根管の観察が可能となった．

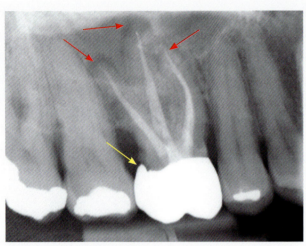 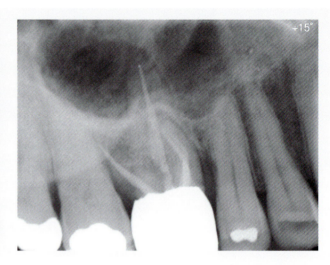

図 1-2 垂直的偏心投影.
垂直的なエックス線ビームのシフト（傾斜度の変化）により，左のエックス線写真では上顎右側第一大臼歯の3根すべてに認められる根尖病変（赤矢印）が，右のエックス線写真では消失している．左のエックス線写真では欠損の認められる遠心のマージン（黄矢印）も，右のエックス線写真では確認できない．

　形態学的に正確な画像は，受像体（エックス線フィルムやデジタルエックス線センサー）が患歯の長軸と並行であり，エックス線ビームが受像体および患歯と垂直であるときに得られる（図 1-3）．適正な位置での撮影は，口腔内の位置によっては特に問題なく行えるが，患者の口が小さい，強い嘔吐反射，あるいはフィルムやセンサーに抵抗感があるなどの理由で実施が困難な場合もある．口蓋が浅いなどの解剖学的な問題がある場合，口腔内にフィルムやセンサーを適正に位置づけすることが難しく，長軸方向に正しくない位置づけとなってしまう．その結果，エックス線写真の形態学的な歪み（質の低い投影形態）が生じる（図 1-3, 1-4）．プレートタイプ（固体）のデジタルエックス線センサーは，エックス線フィルムや蛍光板デジタルエックス線センサーと比べ，そのサイズと固さから，適正な位置づけはより難しくなる[36,50]．

　撮影対象の患歯の歯根が比較的まっすぐであり，しかも受像体（エックス線フィルムやデジタルエックス線センサー）を正しく位置づけるスペースが十分確保できるとき，受像体の適正な位置づけが可能となる．これらが不可能な場合には，ある程度の形態的な歪みと倍率の不均一性が生じる（図 1-5）．これは特に上顎大臼歯部でしばしば問題となる[26]．角度が小さすぎる，あるいは大きすぎるエックス線写真撮影は，その画像上で患歯の歯根長の減少あるいは増大を引き起こす[52]．また，根尖病変の大きさを増減させたり，ときには消失させることもある[2,3,21]．教科書どおりに平行法撮影が行われても，画像化された構造のうち少なくとも5％の画像の拡大が生じてしまう[47]．

解剖学的ノイズ

　患歯の歯根内や重なった解剖学的特徴が検査部位を不明瞭にし，正確な評価を妨げてしまうことがある[18]．これらの解剖学的構造物のエックス線造影性は，不透過性であったり透過性であったりさまざまである．この現象は「解剖学的ノイズ」と称されることがある（図 1-6）．解剖学的ノイズが複雑になるほど，検査領域内の組織のコントラストは低下してしまう．その結果，エックス線像は読影困難となる．

　Brynolf[5-7]によると，切歯管と上顎中切歯根尖が重なると，エックス線写真の読影の難度が上がる．すなわち，切歯孔（解剖学的ノイズ）により，健全歯に根尖病変様の所見が現れてしまう．

口内法エックス線撮影法の限界とそれを補う新しい画像処理技術

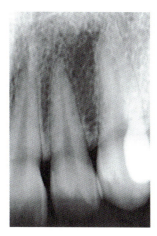
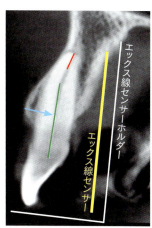

図 1-3 エックス線センサーと構造物の位置関係が生み出すエックス線写真の形態学的歪みの例.
エックス線センサーホルダーとエックス線センサーを，対象患歯の歯冠と歯根の中央1/3の長軸に平行に位置づけできたとしても，歯と歯根全体の長軸とエックス線センサーの平行性を確保できるわけではない．このCBCT矢状断再構成画像は，歯根中央部1/3（緑線）とエックス線センサーの平行かつ正確な関係性およびこれらに垂直なエックス線ビーム（青矢印）を示している．しかし，歯根の根尖側1/3（赤線）ではエックス線センサーに平行ではなく，エックス線ビームに垂直となってもいない．その結果，根管の根尖部1/3では解剖学的な歪みを起こしてしまっている．

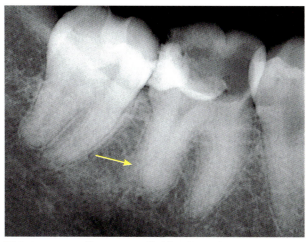
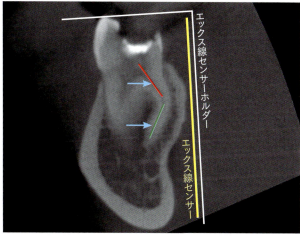

図 1-4 エックス線センサーと構造物の位置関係が生み出すエックス線写真の形態学的歪みの例.
口内法エックス線写真（左図）では，遠心舌側根の根管（黄矢印）が確認できる．しかしCBCT歯列直交断面再構成画像（右図）を見ると，明らかに口内法エックス線写真では遠心舌側根が正確に評価されていないことがわかる．遠心舌側根の根管の歯冠側1/2（赤線）も根尖側1/2（緑線）もエックス線センサー（黄線）と平行ではなく，エックス線ビーム（青矢印）とも直交していない．その結果，画像に形態学的歪みが生じている．

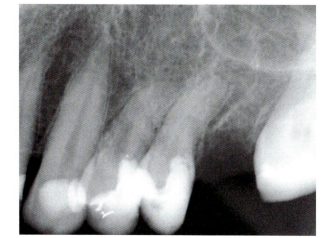

図 1-5 エックス線センサーと構造物の位置関係が生み出すエックス線写真の形態学的歪みの例.
エックス線センサーの適正な位置付けが困難な場合は，画像に歪みが生じる．上顎左側小臼歯を撮像した本症例では，浅い口蓋という解剖学的制約により，平行法による適正な画像が得られていない．

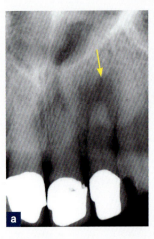 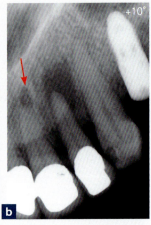

図 1-6 解剖学的ノイズ．
a：上顎左側側切歯に明らかに根尖透過像（黄矢印）が観察される．
b：10°偏心撮影したエックス線写真では，上顎左側中切歯にもうひとつの根尖透過像（赤矢印）が認められる．左の画像で見られなかったこのエックス線透過像は切歯孔であり，本症例では，根尖病変様エックス線透過像として解剖学的ノイズが出現した．

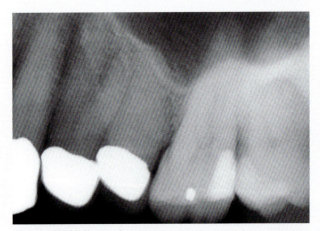 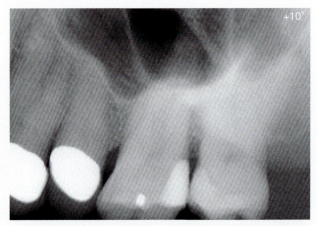

図 1-7 解剖学的ノイズ．
解剖学的構造が重なったことにより，画像上の正確な評価が困難になる．ここに示す2枚の平行法デンタルエックス線写真のように，上顎洞と頬骨がしばしば解剖学的ノイズをつくり出し，上顎小臼歯と大臼歯の根尖病変の発見を妨げてしまう．

　海綿骨に限局する根尖病変は，口内法エックス線写真では検知できないと報告されている[2,3]．ただし，皮質骨が薄く，解剖学的ノイズが最小の場合には検知されると示唆されている．こうした病変は皮質骨が厚い部位では検知されない可能性があり，また解剖学的ノイズによってエックス線写真上の根尖病変の大きさが過小評価されてしまう[28,41,42]．

　上顎大臼歯部は，上顎洞や頬骨などの隣接構造により複雑な解剖学的領域となっている（図 1-7）．

　解剖学的ノイズは重なっている解剖，海綿骨や皮質骨の厚さ，歯根尖と皮質骨の位置関係などの複数の要因から生じる．Brynolf[5]は，根尖病変のエックス線的および組織学的特徴に関連性があるかどうかを評価するため，上顎切歯292歯のエックス線所見と組織学的所見を比較した．その結果，エックス線所見と組織学的所見に高い相関性を認めた．この結論は，評価が行われた部位では解剖学的ノイズが存在しないことに関連する可能性がある．すなわち，上顎切歯の根尖は皮質骨に非常に近接しているため，根尖部に炎症が起きると皮質骨の吸収が速やかに起こり得る．厚い皮質骨のある下顎大臼歯など，解剖学的ノイズの増加する顎骨の他の部位では，エックス線所見と組織学的所見の関連性はおそらく薄い[37]．

経過観察におけるエックス線写真

歯内療法の予後を診るには，一定期間定期的にエックス線写真を撮像する必要がある[13]．それらのエックス線写真の照射位置，濃度，コントラストが規格化されてこそ正確な比較を行うことができる．規格化の乏しいエックス線写真は，病状の誤った解釈につながりかねない[2,3]．

カスタマイズされたバイトブロックの使用はエックス線写真規格化の助けになるかもしれないが，撮影時期の違う写真が理想的に規格化されるとはいえない．

歯内療法の診断における先進的エックス線撮影技術

歯根部の撮影における従来の口内法エックス線写真の限界を克服するため，以下のような複数の新たな画像技術が提案されている．

- MRI（磁気共鳴断層撮影法）
- 超音波（US）診断
- tuned aperture computed tomography（TACT）
- コンピュータ断層撮影法（CT）
- コーンビームCT（CBCT）

MRI（磁気共鳴断層撮影法）

MRI（磁気共鳴断層撮影法）は，水素原子（陽子1＋電子1）と磁場を応用して磁気共鳴（MR）画像を構成する特殊技術である．このイメージング技術では，電離放射線は使われない．

撮像時，患者は撮像部位周囲に強力な磁場を形成するMRIスキャナー内に横たわる（図1-8a）．水から構成される組織には陽子（水素原子）が含まれる．振動磁場からのエネルギーが適切な共振周波数で一時的に患者に加えられる．そうすると，陽子は磁場の長軸，すなわち患者の体の長軸に沿って整列する．次に，パルス状の電波を患者体内の水素原子のスピン運動と同じ周波数で，磁場に垂直に照射する．すると水素原子の列が乱れ，長軸から横断面へと回転の軸が変化する（図1-8b）．原子は複数の小さな棒状のマグネットのようになり，互いに同期して回転する．これによってスキャナー内部の受信機に検知される無線シグナル（共振）が発生する（図1-8c）．水素陽子の運動が減衰し，本来（長軸）の方向に戻るときにも，同様の無線シグナルが検知される．コンピュータが受信機の情報を演算し，画像が構成される[51,52]．

MRIは唾液腺における軟組織疾患の診査，顎関節の診査，腫瘍のステージの診査[17]，インプラントの治療計画[24,29]に使われてきた．

MRIの技術は，歯周疾患のコホート研究に使われてきた．MRIを使うことで多根歯の歯根を区別し，根尖孔に入る神経血管束のより細い分枝を明白に同定することができる．皮質骨のリモデリングが可能であるように，根尖性歯周炎の存在や本態についても判断できる．MRIの重要な利点は，CT画像とは異なり，金属の修復物によって起こるアーチファクトの影響を受けないことである[12]．

MRIには口内法エックス線写真と比較して解像度が低いなど，いくつかの弱点がある．MRIの撮像時間は長く，装置の運用コストと維持コストのため，専門の放射線科以外にはほとんど普及していない．歯の硬組織ではたとえばエナメル質や象牙質を鑑別できず，金属修復物との鑑別もできない．それらはすべて低信号像として現れる．これは現時点でMRIの歯内療法への応用の限界を示すものである．最終的に，MRIは高度なトレーニングを受けた放射線技師が撮像し，放射線専門医が読影する必要がある．

口腔領域へMRIを適用するため，咬合位に設置した口腔内ループコイルを利用する技術が開発された．この技術は *in vivo* でう蝕病変を検知することが示されており[23,45]，う蝕象牙質が多孔性で多くの水分を含むことを利用して，健全象牙質と鑑別する[45]．コイルMRIもまた，う蝕病変から歯髄までの距離を判断するために使用されてきた．コイルMRIは，臨床応用への有望性を示したものの，患者の体動や歯科材料が画質に影響を与えるという問題が認められる．しかし，MRIの技術はCTなどの他の技術に比較すると，歯科材料の影響を受けにくいと思われる[12]．

従来のMRI技術の弱点のひとつに，高度に石灰化した歯の組織が，デジタル情報が得られる前にMRIシグ

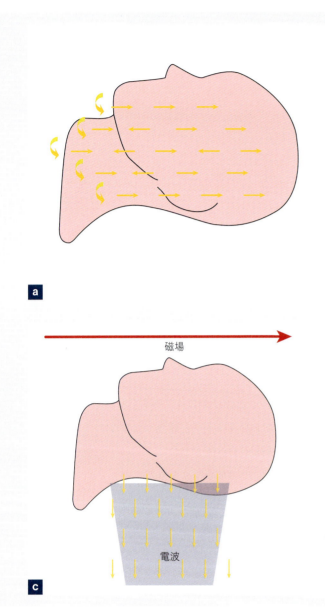
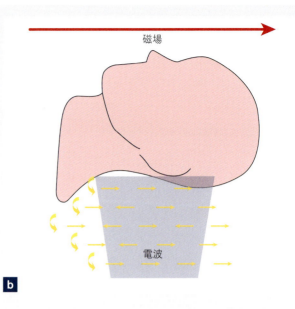

図 1-8
a：MRI 撮像技術では，撮像領域周囲に磁場を形成する．その結果，磁場と体内の陽子は長軸に沿って一直線に整列する．
b：パルス状の電波を磁場の長軸に垂直に照射すると，陽子の運動が乱されて回転軸が変化する．
c：乱された陽子は互いに同期して回転する．これにともない放出される弱い電磁波信号が検出器に送られる．コンピュータがシグナルを演算し，画像が構成される．

ナルを減弱させてしまうことが挙げられる．その結果，MRI シグナルが低下したり，失われてしまう．このため，MRI の歯科関連研究の大多数は歯髄や歯根膜を含む軟組織に関するものであった．

上述した弱点に加えて，コイル MRI は他の画像技術がもつ使いやすさに欠けている．さらに，コイル MRI にかかるコストは高価である．結果として，適切なコイル MRI 装置は広く普及するには至っていない．

超音波（US）診断

超音波診断の技術は，異なった音響特性を有する組織間の境界面における超音波反射（エコー）をその基礎としている[19]．超音波は振動子（プローブ）を経由して圧電効果により生成される．超音波エネルギーの線束は放出され，同じプローブに反射する（つまりプローブは放射器と検出器の両方の役割を果たす）．振動子がエコーを検出し，電気信号に変換する（図 1-9）．

その結果得られるリアルタイムの画像は，黒，白，グレーの陰影で構成されている．プローブが検査領域を横

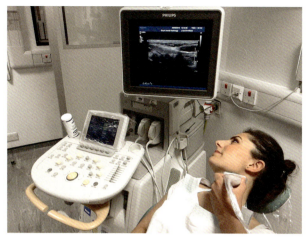

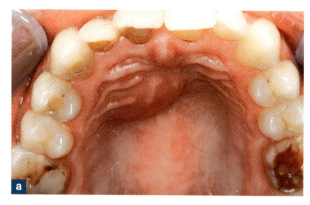

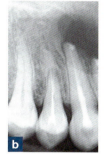 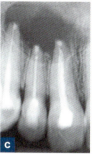 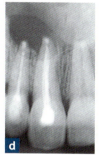

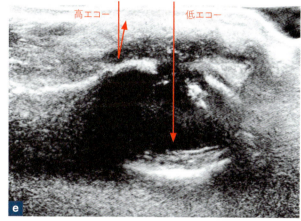

図1-9　超音波診断装置．
口腔外振動子プローブが超音波(US)シグナルを放射および検知する．超音波シグナルは圧電効果によりつくり出される．

図1-10　超音波(US)診断画像．
a：この患者は上顎右側前歯口蓋側に大きな可動性腫脹を認めた．
b〜d：口内法エックス線写真では根管治療された上顎右側中切歯，側切歯，犬歯の根尖を含む大きなエックス線透過像を示したが，二次元のエックス線写真からは病変の深さと唇側・口蓋側それぞれの皮質骨吸収の位置情報を得ることはできなかった．
e：超音波スキャンは，口腔外で診査領域にプローブを置いて行われる．得られたスキャン像では，相対的に高エコーと低エコーの領域が画像化され，皮質骨が吸収されている位置とともに，根尖病変の唇舌方向への広がりが示される．

断するたびに，新しい画像がリアルタイムで作成される．2つの隣接する組織の音響インピーダンス[訳注1]の違いによって，検出されるエコーの強度が変わる．その差が大きいほど，超音波エネルギーの反射が大きくなり，エコー強度が高くなる．高いエコー強度を発生させる組織（骨や歯など）の境界面は高エコー（hyperechoic）とされる．液体に満たされた囊胞などの無エコーの組織は超音波エネルギーを反射しない（図1-10）．

さまざまな強さの高エコーと無エコーで構成された画像は，不均一な輪郭を示す．

ドップラー効果（動きのある物質から反射した超音波周波数の変化）は，動静脈の血流の評価に活用できる[51]．

超音波は，根尖病変の状態を診断するために使われている[9]．この研究では，歯内疾患由来の根尖病変11症例が超音波画像で評価された．暫定的診断は，エコー画像（高エコーおよび低エコー）にしたがって行われた．病

〔訳注1〕音響インピーダンス：組織の密度と，組織中の音の伝播速度の積から構成される値．超音波の反射はこの音響インピーダンスの違う組織間で起こる．

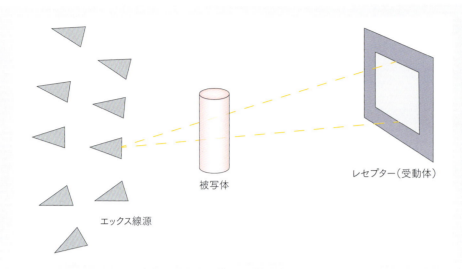

図1-11 Tuned aperture computed tomography（TACT）．この手法では，8〜10枚のデジタルエックス線像があらかじめ設定された異なる投影方向から撮像される．画像は三次元データ生成のために再構成され，スライス画像としても見ることができる．

変内の血管増生はカラーレーザードップラー効果により確認された．暫定的診断（囊胞7，肉芽腫4）は11症例すべてで病理学的に確定診断がされた．他の同様の研究でも，超音波は根尖病変の病理学的性質（肉芽腫か囊胞か）を判断するうえで信頼できる診断技術であると結論づけられている[19]．しかし，これらの研究ではいずれも，根尖部の生検が根尖とともに採取されていないため，評価された病変が真正囊胞かポケット囊胞かの確定診断は不可能であった．さらに，病変は連続切片で検索されなかったため，正確な病理診断としての信頼性に欠けるものであった[32]．したがって，超音波の根尖病変の評価能力には疑問がある．

ドップラー法による血流測定は，上顎前歯の根管治療の治療結果の評価にも応用されている[27]．本研究では，ドップラー法で評価すると治癒を示唆する所見が6週間後に明らかとなる症例が大半であり，ドップラー法が口内法エックス線写真に比べて治癒を早期に判定できることが例証された．

超音波のエネルギーは効果的に骨を透過することができないため，皮質骨がない，あるいはわずかしかない根尖病変を評価する場合にのみ有用である．超音波は上顎前歯部で容易に使用できるが，臼歯の頬粘膜に対するプローブのポジショニングは比較的困難である．加えて，超音波画像の読影は適切なトレーニングを受けた放射線診断医に限られる．

Tuned-aperture computed tomography (TACT)

Tuned-aperture computed tomography（TACT）は，トモシンセシス[訳注2]のコンセプトを基礎としている[49]．

この方法では，三次元データを再構成する専用ソフトウェアを有するプログラム可能な画像ユニットを用いて異なる照射方向から8〜10枚のエックス線画像の撮像を行う．これは，スライス画像で表示することもできる（図1-11）．

口内法エックス線写真にないTACTの利点としては，解剖学的ノイズが対象領域に重なりにくいことが挙げられる[46]．TACTの全放射線量は，総量が一連の照射に分けられるため口内法エックス線写真の2倍以下である[33,34]．この技術の主な利点として，金属修復物との放射線相互作用の結果生じるアーチファクトがないことも挙げられる（後述のCTの項を参照のこと）．解像度は二次元のエックス線写真に匹敵すると報告されている[31]．

TACTは将来実用化される可能性をもっている．しか

〔訳注2〕トモシンセシス：断層撮影法に類似しているが，断層撮影法が画像を連続的に撮像していくのに対し，トモシンセシスでは複数の画像を同時に別の角度から撮像する．

口内法エックス線撮影法の限界とそれを補う新しい画像処理技術

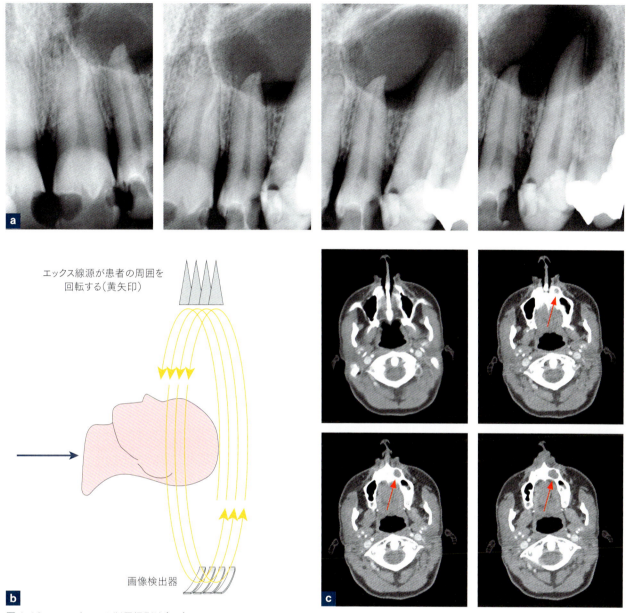

図1-12　コンピュータ断層撮影法（CT）．
a：口内法エックス線検査では，上顎左側側切歯と犬歯に大きな根尖透過像が確認された．
b：CT装置のガントリーには，エックス線源と画像検出器が備わっている．患者はスキャナーの中心に開いた穴を通る．
c：再構成されたスライスは，二次元の画像として観察可能である．本症例では，根尖透過像の幅と深さが各軸断面スライスで評価できる（赤矢印）．

し当面は，歯槽骨の解剖イメージング技術は研究用ツールとして考えられるべきである．

コンピュータ断層撮影法（CT）

コンピュータ断層撮影法（CT）は，複数の連続した二次元の断面画像を用いて三次元のエックス線画像を作成する画像技術である．基本的にCT装置は，回転するエックス線源とその反対側に位置する画像検出器を内蔵するガントリーで構成される．ガントリーの中心には，患者が入っていく円形の穴がある．ガントリー内のエックス線源と反対側にある画像検出器は，患者の周囲を同期して回転するか，もしくは検出器は患者周囲で連続したリングの形となり，エックス線源のみそのリング内を回転する（図1-12a, b）．検出器からのデータにより，被験

単一スライスでは比較的画質が低いという従来の医科用CT画像の問題を克服するため、マルチスライスCT（MSCT）撮影法が開発された。MSCTでは、CTのビームがZ方向（ビーム幅）に広げられた。単一の検出器ではなく複数の検出器が並列に配列されているため、一度で扇状ビーム全体をキャプチャし、多くのスライスを得ることができる（**図1-13**）。これによってエックス線源の回転数、つまり放射線量を減少させた。MSCTスキャナーの検出器の数の増加とともに、多くの画像を同時に取得することが可能となっている。

多くの研究者がMSCTを評価し、CBCTと比較した。ある解剖体を用いた研究では、小照射野CBCTの画質は、歯根膜や骨梁などのデリケートな解剖学的構造の評価においてMSCTと同等以上であることが示されている。

CTには、多断面の三次元画像が得られること以外にも、従来のエックス線検査と比較したさまざまな利点を備えている。たとえば解剖学的ノイズの排除や高いコントラスト解像度により、従来のエックス線撮影法では組織の識別に10%の物理的密度差が必要であるのに対し、CTでは1%以下の違いで組織の識別が可能である[52]。

歯内療法の問題への対応に、CT画像を使用した研究も複数ある[22,48]。これらの研究では、根管の解剖学的構造について二次元のエックス線写真よりも詳しい情報が得られたと報告されている[44]。上顎洞などの根尖と関連する解剖学的構造の重要な情報が、CTデータの軸位断再構成画像や三次元再構成画像から得られたとの報告もみられる。また根尖周囲に対する外科手術の治療計画において、CTスキャンで得られた情報と、口内法エックス線写真で得られた情報とが比較されている[48]。この研究では下顎大臼歯50歯が評価され、CTスキャンでは全症例で根尖病変の存在と下歯槽神経の位置が検知されたが、口内法エックス線写真では根尖病変の検出率が78%、下歯槽神経の位置の検出率は39%であった。さらに、皮質骨と海綿骨の頬舌側方向の厚さは、下顎骨内の歯根の位置・角度とともにCTでのみ評価できた。以上のことから本研究では、下顎小臼歯・大臼歯の外科手術前に口内法エックス線写真で下顎管が見つからない、

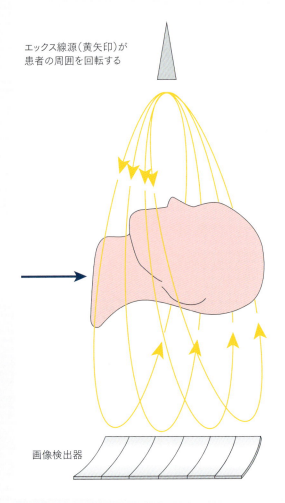

図1-13 マルチスライスCT（MSCT）.
CTの限界を克服するためにCTビームの幅を広げ、画像検出器を複数の列に配することで、扇状ビーム全体を一度にとらえることが可能となった.

者の特定のスライスの減衰プロファイルを得ることができる。その後、次のスライスのデータを得るためにガントリー内で患者の体をわずかに移動させる。この過程は、撮像領域がすべてスキャンされるまで繰り返される。

初期世代のCT装置は、幅狭に調節された扇型のエックス線ビームが患者を通過し、反対側に位置する一列の画像検出器で患者を「スライス」してスキャンすることで軸平面のデータを得た。画像検出器は、患者を通過して出てくるエックス線の強さを計測する。

この30年で、CT技術は著しい進歩を遂げた[40,53]。

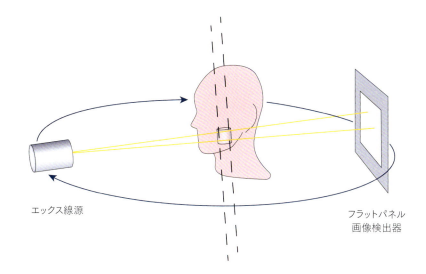

図 1-14 範囲を限局した CBCT. コーン(円錐)型のエックス線ビームが画像検出器と同期して患者の周りを回転する.

あるいは下顎管が根尖病変や歯根に近接している場合，CT 撮影を考えるべきであると結論づけられている．

上顎大臼歯の再根管治療における，偏心投影法で撮影した口内法エックス線写真と CT の診断的価値についても比較されている[22]．根尖病変の検知は，口内法エックス線写真よりも CT が確実であった．加えて，口蓋側と頬側の皮質骨と隣接する根尖の距離は，CT のみで判断できた．本研究の著者は，「CT から得られた情報は外科的再治療の決定に不可欠である」と結論づけた．しかしながら，根管の解剖学的構造を評価できる十分な解像度の画像を得るためには，高い放射線量が求められることに留意すべきである．

また CT 画像による「第三番目の次元」の評価は，3 平面すべてにおいて歯根数や根管数のみならず，その形態も判断できる．こうした口内法エックス線写真では検知されなかった情報が加わることは，難治性歯内疾患の診断と対応に極めて有用である．たとえば CT は，根管治療をされた上顎大臼歯において高頻度にみられる，未処置の近心頬側第二根管を検知するために用いられる[22]．対応する所見として，未処置の根管を有する歯根の多くは根尖病変を生じていたことも示されている．

これまで歯内療法における CT の応用は限られてきたが，これは主に高い実効線量と比較的低い画像解像度を理由とする．他にもスキャンのコストが高いこと，金属によるアーチファクト，口内法エックス線写真より低解像度であること，装置の利用が病院の放射線科などに限定されることも CT の短所として挙げられる．そのため，歯科医師による臨床応用は限られている．現在，歯内療法がかかわる対応においては，CT 技術は CBCT 技術に取って代わられている．

コーンビーム CT(CBCT)

デジタル容量測定イメージング法としても知られているコーンビーム CT(CBCT)は，1990 年代後半，CT よりはるかに低放射線量で顎顔面骨の三次元スキャンを作成するために開発された口腔外撮像技術である[1, 30]．CBCT は，単純で直接的な関係性をもつ画像検出器とエックス線源が患者の頭部の周囲を同期して回転するため，スキャナーの 1 回の回転で三次元データがすべて得られるという点で CT とは異なる(**図 1-14**)．

エックス線源と画像検出器は，患者の周囲を 180〜360°の範囲で回転する．CT スキャンとは違い，CBCT スキャンは患者が座位あるいは立位の状態で行われることがほとんどである．コーン(円錐)形状のエックス線ビー

ム（名称はここから由来する）によって，撮像視野（field of view：FOV）と呼ばれる円筒形状あるいは球形のデータを取得する．FOV は CBCT 装置によってさまざまである[39]．構成された各画像はボクセルと呼ばれる多数の立法体の画素で構成される．ボクセルサイズは通常 0.08~0.125mm³ である．

FOV の小さい CBCT スキャナーは，通常 CT スキャナーより実効線量が低い．これは，スキャン時間の短さ，他のエックス線検査に比べて著しく低い放射線量，高性能な画像検出器などを理由とする．エックス線源と画像検出器が患者の周囲を回転することによって，パルス波エックス線ビームによる最大 950 の「投影画像」の取得，あるいは基準暴露が行われる．CBCT スキャナーは使いやすく，パノラマエックス線撮影装置とほぼ同じスペースしか取らないため，歯科診療所に適している．エックス線源が患者の周囲を回転する際に FOV のサイズを小さくしたり，ボクセルサイズを大きくしたり，撮影画像数を減らすことにより，さらに放射線量を減少できる．

1 ボクセル厚さの断面像あるいは「断層スライス」は，いろいろな形式で表示することができる[訳注3]．一般的には，画像は 3 つの直交面（軸位断，矢状断，冠状断）の形で同時に表示される．歯の冠状断と軸位断の構成は容易であり，臨床医は歯全体とその周囲の解剖学的構造の真の三次元的観察を行うことができる．また表面情報の描出も，三次元画像として作成することが可能である．

歯の硬組織の評価における CBCT スキャンの画質は，ヘリカル CT スキャンより優れている．ある研究では，実験用 CBCT スキャナーの画質を MSCT スキャナーと比較し，神経血管性束を通す「神経管」のような小さくてコントラストの高い構造（すなわち硬組織）の検知において，CBCT はより高画質であったと結論づけている．Hirsch ら[20]も，CBCT と MSCT の比較で同様の結論に至った．しかしながら，CBCT スキャンの露出設定が低いほど，通常の CT スキャンよりも軟組織のコントラストが低くなる．

CBCT は，間違いなく歯科の画像活用における大躍進といえる．臨床医は CBCT の登場によって，口内法エックス線写真の重ね合わせされた二次元画像に限らず，どの平面でも診断領域を容易に観察でき，患者にやさしい画像システムを使うことができるようになったのである．

歯内療法における CBCT のエックス線撮影と具体的な適応については，後の章で述べる．

結論

- 口内法エックス線撮影法で得られた画像は，二次元（高さと幅）のみの情報である．有用な三次元（深さ）の情報は限局される．
- 観察領域の解剖に関連して，口腔内の画像検出器を正しい位置に設定できない場合，歪みのない正確な像で対象領域を観察することは不可能である．
- 歯内病変やそれに関連する所見の検知と評価は，隣接する解剖学的ノイズにより損なわれる可能性がある．この解剖学的ノイズの影響は患者によって異なり，骨の脱灰（demineralisation）の程度，歯内病変の大きさ，解剖学的ノイズの物理的性質（厚さ，形，重なる解剖学的構造の密度など）に依存する．
- 平行法による連続エックス線写真は，一貫した再現性をもたない．これは，歯内療法の治癒過程に対する誤った解釈や失敗をもたらすことになる．

謝辞

この章は以下の論文から翻案された．

Patel S, Dawood A, Whites E, Pitt Ford T New dimensions in endodontic imaging: part 1. Conventional and alternative radiographic systems. Int endod J 2009a; 42: 447-462.

[訳注3] メーカーのソフトに依存するものと考えられる．

参考文献

1. Arai Y, Tammisalo E, Iwai K, Hashimoto K, Shinoda K. Development of a compact computed tomographic apparatus for dental use. Dentomaxillofac Radiol 1999;28:245–248.
2. Bender IB, Seltzer S. Roentgenographic and direct observation of experimental lesions in bone: I. J Am Dent Assoc 1961;62:152–160.
3. Bender IB, Seltzer S. Roentgenographic and direct observation of experimental lesions in bone: II. J Am Dent Assoc 1961;62:708–716.
4. Bornstein MM, Lauber R, Sendi P, von Arx T. Comparison of periapical and limited cone-beam computed tomography in mandibular molars for analysis of anatomical landmarks before apical surgery. J Endod 2011;37:151–157.
5. Brynolf I. A histological and roentenological study of the periapical region of human upper incisors. Odontologisk Revy 1967;18:(Suppl 11).
6. Brynolf I. Roentgenolgic periapical diagnosis. IV. When is one roentgenogram not sufficient? Sven Tandlak Tidskr 1970;63:415–423.
7. Brynolf I. Roentgenolgic periapical diagnosis. III. The more roentgenograms—the better the information? Sven Tandlak Tidskr 1970;63:409–413.
8. Cohenca N, Simon JH, Roges R, Morag Y, Malfaz JM. Clinical indications for digital imaging in dento-alveolar trauma. Part 1: traumatic injuries. Dent Traumatol 2007;23:95–104.
9. Cotti E, Campisi G, Ambu R, Dettori C. Ultrasound real-time imaging in the differential diagnosis of periapical lesions. Int Endod J 2003;36:556–563.
10. Cotti E, Campisi G. Advanced radiographic techniques for the detection of lesions in bone. Endod Topics 2004;7:52–72.
11. Davies A, Mannocci F, Mitchell P, Andiappan M, Patel S. The detection of periapical pathoses in root filled teeth using single and parallax periapical radiographs versus cone beam computed tomography – a clinical study. Int Endod J 2015;48:582–592.
12. Eggars G, Ricker M, Kress J, Fiebach J, Dickhaus H, Hassfeld S. Artefacts in magnetic resonance imaging caused by dental material. MAGMA 2005;18:103–111.
13. European Society of Endodontology. Quality guidelines for endodontic treatment: consensus report of the European Society of Endodontology. Int Endod J 2006;39:921–930.
14. Forsberg J. Radiographic reproduction of endodontic 'working length' comparing the paralleling and the bisecting-angle techniques. Oral Surg Oral Med Oral Pathol 1987;64:353–360.
15. Forsberg J. A comparison of the paralleling and bisecting-angle radiographic techniques in endodontics. Int Endod J 1987;20:177–182.
16. Forsberg J. Estimation of the root filling length with paralleling and bisecting-angle radiographic techniques performed by undergraduate students. Int Endod J 1987;20:282–286.
17. Goto TK, Nishida S, Nakamura Y, Tokumori K, Nakamura Y, Kobayashi K, Yoshida Y, Yoshiura K. The accuracy of three-dimensional magnetic resonance 3D vibe images of the mandible: an *in vitro* comparison of magnetic resonance imaging and computed tomography. Oral Surg Oral Med Oral Pathol Oral Radiol Endod 2007;103:550–559.
18. Gröndahl HG, Huumonen S. Radiographic manifestations of periapical inflammatory lesions. Endod Topics 2004;8:55–67.
19. Gundappa M, Ng SY, Whaites EJ. Comparison of ultrasound, digital and conventional radiography in differentiating periapical lesions. Dentomaxillofac Radiol 2006;35:326–333.
20. Hirsch E, Graf HL, Hemprich A. Comparative investigation of image quality of three different X-ray procedures. Dentomaxillofac Radiol 2003;32:201–211.
21. Huumonen S, Ørstavik D Radiological aspects of apical periodontitis. Endod Topics 2002;1:3–25.
22. Huumonen S, Kvist T, Gröndahl K, Molander A. Diagnostic value of computed tomography in re-treatment of root fillings in maxillary teeth. Int Endod J 2006;39:827–833.
23. Idiyatullin D, Corum C, Moeller S, Prasad HS, Garwood M, Nixdorf DR. Dental magnetic resonance imaging: making the invisible visible. J Endod 2011;37:745–752.
24. Imamura H, Sato H, Matsuura T, Ishikawa M, Zezé R. A comparative study of computed tomography and magentic resonance imaging for the detection of mandibular canals and cross-sectional areas in diagnosis prior to dental implant treatment. Clin Implant Dent Relat Res 2004;6:75–81.
25. Kanagasingam S, Mannocci F, Lim CX, Yong CP, Patel S. Accuracy of single versus multiple images of conventional and digital periapical radiography in diagnosing periapical periodontitis using histopathological findings as a reference standard. Int Endod J 2015 (in press).
26. Lofthag-Hansen S, Huumonen S, Gröndahl K, Gröndahl HG. Limited cone-beam CT and intraoral radiography for the diagnosis of periapical pathology. Oral Surg Oral Med Oral Pathol Oral Radiol Endod 2007;103:114–119.
27. Maity I, Kumari A, Shukla AK, Usha H, Naveen D. Monitoring of healing by ultrasound with color power doppler after root canal treatment of maxillary teeth with periapical lesions. J Conserv Dent 2011;14:252–257.
28. Marmary Y, Koter T, Heling I. The effect of periapical rarefying ostetis on cortical and cancellous bone. A study comparing conventional radiographs with computed tomography. Dentomaxillofac Radiol 1999;28:267–271.
29. Monsour PA, Dhudia R. Implant radiography and radiology. Aust Dent J 2008;53(suppl 1):S11–S25.
30. Mozzo P, Procacci C, Tacconi A, Martini PT, Andreis IA. A new volumetric CT machine for dental imaging based on the cone-beam technique: preliminary results. Eur Radiol 1998;8:1558–1564.
31. Nair MK, Nair UP. Digital and advanced imaging in endodontics: a review. J Endod 2007;33:1–6.
32. Nair PNR, Pajarola G, Schroeder HE. Types and incidence of human periapical lesions obtained with extracted teeth. Oral Surg Oral Med Oral Pathol Oral Radiol Endod 1996;81:93–102.
33. Nair MK, Tyndall DA, Ludlow JB, May K, Ye F. The effects of restorative material and location on the detection of simulated recurrent caries. A comparison of dental film, direct digital radiography and tuned aperture computed tomography. Dentomaxillofac Radiol 1998;27:80–84.
34. Nance R, Tyndall D, Levin LG, Trope M. Identification of root canals in molars by tuned-aperture computed tomography. Int Endod J 2000;33:392–396.
35. Patel S, Dawood A, Ford TP, Whaites E. The potential applications of cone beam computed tomography in the management of endodontic problems. Int Endod J 2007;40:818–830.
36. Patel S, Dawood A, Whaites E, Pitt Ford T. New dimensions in endodontic imaging: part 1. Conventional and alternative radiographic systems. Int Endod J 2009;42:447–462.
37. Patel S, Dawood A, Mannocci F, Wilson R, Pitt Ford T. Detection of periapical bone defects in human jaws using cone beam computed tomography and intraoral radiography. Int Endod J 2009;42:507–515.
38. Patel S, Durack C, Abella F, Shemesh H, Roig M, Lemberg K. Cone beam computed tomography in endodontics—a review. Int Endod J 2015;48:3–15.
39. Pauwels R, Beinsbergera J, Collaert B, Theodorakou C, Rogers J, Walker A, Cockmartin L, Bosmans H, Jacobs R, Bogaerts R, Horner K; SEDENTEXCT Project Consortium. Effective dose range for dental cone beam computed tomography scanners. Eur J Radiol 2012;81:267–271.

40. Runge VM, Marquez H, Andreisek G, Valavanis A, Alkadhi H. Recent technological advances in computed tomography and the clinical impact therein. Invest Radiol 2015;50:119–127.
41. Scarfe WC, Czerniejewski VJ, Farman AG, Avant SL, Molteni R. *In vivo* accuracy and reliability of color-coded image enhancements for the assessment of periradicular lesion dimensions. Oral Surg Oral Med Oral Pathol Oral Radiol Endod 1999;88:603–611.
42. Shoha RR, Dowson J, Richards AG. Radiographic interpretation of experimentally produced bony lesions. Oral Surg Oral Med Oral Pathol 1974;38:294–303.
43. Soğur E, Gröndahl HG, Baksi BG, Mert A. Does a combination of two radiographs increase accuracy in detecting acid-induced periapical lesions and does it approach the accuracy of cone beam computed tomography scanning? J Endod 2012;2:131–136.
44. Tachibana H, Matsumoto K. Applicability of X-ray computerized tomography in endodontics. Endod Dent Traumatol 1990;6:16–20.
45. Tymofiyeva O, Boldt J, Rottner K, Schmid F, Richter EJ, Jakob PM. High-resolution 3D magnetic resonance imaging and quantification of carious lesions and dental pulp *in vivo*. MAGMA 2009;22:365–374.
46. Tyndall DA, Clifton TL, Webber RL, Ludlow JB, Horton RA. TACT imaging of primary caries. Oral Surg Oral Med Oral Pathol Oral Radiol Endod 1997;84:214–225.
47. Vande Voorde HE, Bjorndahl AM. Estimated endodontic "working length" with paralleling radiographs. Oral Surg Oral Med Oral Pathol 1969;27:106–110.
48. Velvart P, Hecker H, Tillinger G. Detection of the apical lesion and the mandibular canal in conventional radiography and computed tomography. Oral Surg Oral Med Oral Pathol Oral Radiol Endod 2001;92:682–688.
49. Webber RL, Messura JK. An in vivo comparison of digital information obtained from tuned-aperture computed tomography and conventional dental radiographic imaging modalities. Oral Surg Oral Med Oral Pathol Oral Radiol Endod 1999;88:239–247.
50. Whaites E, Drage N. Periapical radiography. In: Essentials of Dental Radiology and Radiography, ed 5. London, UK: Churchill Livingston Elsevier, 2013.
51. Whaites E, Drage N. Alternative and specialized imaging modalities. In: Essentials of Dental Radiology and Radiography, ed 5. London, UK: Churchill Livingston Elsevier, 2013.
52. White S, Pharaoh M. Advanced imaging modalities. In: Oral Radiology: Principles and Interpretation, ed 7. St Louis, MO: Mosby, 2014.
53. Yu L, Liu X, Leng S, Kofler JM, Ramirez-Giraldo JC, Qu M, Christner J, Fletcher JG, McCollough CH. Radiation dose reduction in computed tomography: techniques and future perspective. Imaging Med 2009;1:65–84.

Chapter 2
放射線を理解する（放射線物理学）

Simon C Harvey
翻訳：渡邊 裕〔東京医科歯科大学大学院 医歯学総合研究科 口腔放射線医学分野〕

はじめに

本章ではまずエックス線について，次にエックス線の生成，エックス線と物質の相互作用について解説する．

電磁波とは

電磁波とはエネルギーの波のことで，その進行方向に直交する形でプラスとマイナスに振動する電場と，電場に直交して振動する磁場をもつ（図2-1）．これらは簡略化のため，単一の波動として描かれることも多い．

電磁波の速度はそのエネルギーの違いにかかわらず一定で，光速（c=299,792,458m/s）に等しい．電磁波の速度は，波長と振動数を掛けた数値となる（電磁波の速度＝波長×振動数）．

真空中における電磁波の速度は光速と同じく一定であることから，さまざまな電磁波の波長と振動数は相対

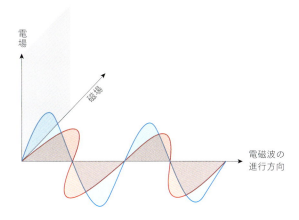

図 2-1　電磁波の理解．

的に変化する．スペクトルの左端では波長は長く，振動数は小さく，エネルギーは低い．また右側では波長は短く，振動数は大きく，エネルギーは高くなる（図2-2）．

電磁波のスペクトルは連続しており，切れ目はない．

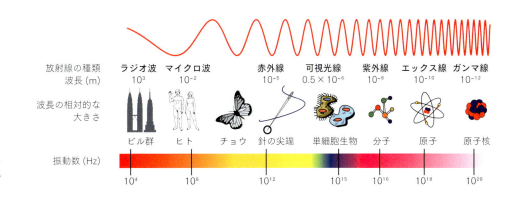

図 2-2　電磁波のスペクトル（エネルギー分布，NASAによる）．

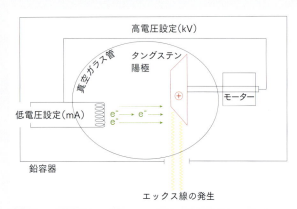

図 2-3　回転陽極タイプのエックス線管球（模式図）．

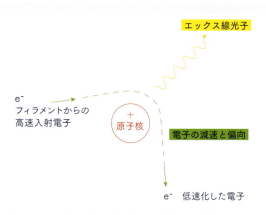

図 2-4　制動放射線の発生様式（模式図）．

本稿ではスペクトルに閾値を設け任意に名前をつけているが，エネルギー別にカテゴライズしているに過ぎない．

このスペクトルにおいて，可視光線の領域が非常に狭いことは注目すべきである．振動数が 4×10^{14} Hz より小さいと目には見えず，また 8×10^{14} Hz よりも大きくても目で見ることはできない．電磁波は一定以上のエネルギーに達すると，対象物を電離させる性質をもつようになり，生体組織に障害をもたらす．高エネルギーの紫外線，エックス線，ガンマ線はヒトの細胞を障害する．

電磁波は光子か，連続性のある波動か？

ここまで電磁波を連続性のある波としてきたが，微粒子の形態と性質をもつ「光子」としてもよく扱われる．光子は電磁波の相互作用の説明に便利で，他の章でも用いられるであろう．ただ光子は質量をもたず，微粒子の性質をもつと説明されるが，実際には不連続なエネルギーの「粒子」に過ぎないことに注意が必要である．

エックス線の生成について

エックス線は，高エネルギーの電磁波あるいは光子である．放射性同位元素からも自然に発生するが，放射線源は消耗品でつねに壊変し続けており，線量と強度の制御が難しいため，日常の画像検査には適さない．したがって人工的なエックス線の生成が必要である．

エックス線管球は，図 2-3 と表 2-1 のような複数の重要な要素から構成される（表 2-1 では各構成要素の役割について説明している）．

エックス線は「制動放射線」「特性エックス線」の 2 つの発生様式で生成される．

制動放射線

タングステンフィラメントから電子が発生すると，電子は真空中でタングステン陽極の方向へ加速しながら向かう．電子が陽極の近傍を通過する際にタングステン原子の原子核に引っ張られることがあり，その引力によって高速移動する電子の軌道が逸れ，急激に減速する．この急激な減速と進路の変更はエネルギーの損失をもたらし，これがエックス線光子として放出される．電子の進路の変更と減速の程度が大きいほど，生じるエックス線光子のエネルギーは大きくなる．それぞれの光子と陽極内にあるタングステン原子の相互作用は多様であり，エネルギー損失も異なるため，生成されるエックス線のエネルギー分布（スペクトル）は広範囲に及ぶ．

この方式から，エックス線管球由来のエックス線の大部分（約 80％）が生成される．ここでは，フィラメントから発生した電子と標的のタングステン原子の原子核の間で相互作用が起きている点に留意されたい（図 2-4）．

2 放射線を理解する（放射線物理学）

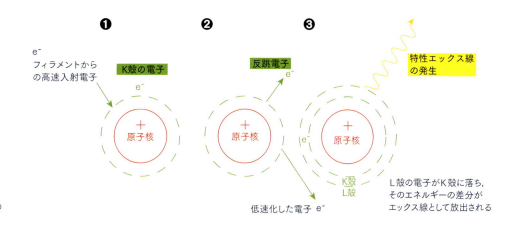

図 2-5　特性エックス線の発生様式（模式図）．

特性エックス線

　十分なエネルギーをもつ入射電子が原子核に近づくと，タングステン原子から強く結合している内殻（K殻）の電子を弾き飛ばすことができる．そのとき内側殻に生じた空きには，即座に同じ原子の外側殻（L殻やM殻）の電子が遷移してくる．外側殻から電子が「飛び込む」と，エックス線を放出する形でエネルギーが失われる．この外側殻の電子が内側殻に「飛び込む」際には，それぞれの原子に特異的な大きさのエネルギーが失われる必要がある．したがって生成されるエックス線のエネルギーは，その失われたエネルギーとまったく同量となる．外側殻から飛び込んで来る電子はL殻の場合もM殻の場合もあるため，その2種間のエネルギーはわずかに異なる．これらは特性エックス線と呼ばれ，原子特異的に発生する（図2-5）．タングステン原子の場合，特性エックス線のエネルギーは58keVと68keVである．

表 2-1　エックス線管球の構成要素とその役割

構成要素	役割	注意事項
タングステンフィラメント	熱放射による電子の供給	低電圧回路で約2,200℃に加熱される
タングステン陽極（電子の標的）	電子が陽極へ衝突できるよう高電圧の電場を形成する	
真空圧	電子が空気に緩衝されないようにする	媒体としての空気が存在しないため，管球内の冷却が起こりにくい
鉛容器	エックス線の漏洩を防ぐ	
冷却油	熱の拡散を媒介し回路の絶縁を行う	油もれが起こると管球は使えなくなる
回転モータ	陽極を回転させ，熱への耐性を高める	陽極の回転は10,000rpmまで上昇する
変圧器	安定した高電圧(kV)を供給し，直流化する	旧型で小型の歯科用装置では主に交流電圧が使われており，エックス線生成には非効率的な場合がある
管球窓	エックス線を取り出すために鉛に開けられる	濾過のため，よくアルミニウムが貼られている

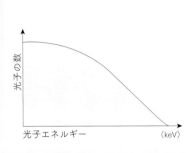
図 2-6　制動放射線のスペクトル分布図.

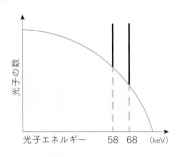
図 2-7　制動放射線と特性エックス線.

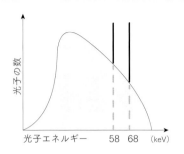
図 2-8　濾過を施したエックス線スペクトル．左側の低いエネルギーをもつ光子が除かれている．

特性エックス線の発生には，入射電子がタングステンK殻の電子を弾き飛ばすのに十分なエネルギーをもっている必要があるため，70keV以上のエネルギーをもつ電子だけが，タングステンを標的に特性エックス線を生成できる．これは，70keVより低い圧で動作するエックス線管球では特性エックス線は発生しないことを意味する．歯科用コーンビームCT（CBCT）は通常80〜120kVの管電圧であり，タングステンの標的を用いた特性エックス線の生成には十分である．

エックス線の生成にともなう熱の発生

前述の2つの発生様式によりエックス線は生成されるが，陰極で発生した電子の多くは陽極に衝突することはない．エネルギーの約99％は熱になり，たった1％だけがエックス線に変換される．つまりエックス線管球でのエックス線生成は，非常に非効率的だといえる．エックス線管球が回転陽極管（図2-3のモーターを参照）などの放熱装置や周囲に冷却油を満たした機構を備えているのは，大量に熱が発生するためである．

エックス線のエネルギー分布（スペクトル）

制動放射線は，エックス線管球の管電圧を最大値とする広いスペクトルをもつ（図2-6）．

70kV以上の管電圧でエックス線管球を運用すると，特定のエネルギーをもつ特性エックス線が発生する（図2-7）．

エックス線の濾過について

エネルギーの高い光子だけが患者の体を透過して検知器に到達することができるため，エックス線画像に有用となる．エネルギーの低い光子は患者の体に吸収されてしまい，被曝線量を増加させるだけである．これについては後述する．エネルギーの低い光子を取り除く方法として濾過がある．エックス線管球はその独特の構造によってある程度濾過を行うが，通常はアルミニウム板で付加的な濾過を行う．総濾過2.5mmアルミニウム当量とするのが普通である．

管電圧120kVで適切な濾過を施したエックス線スペクトルは，図2-8のようになる．低いエネルギーの光子が取り除かれているのがわかる．

管電流（mA）と管電圧（kV）の変更について

管電流（mA）を増やすと，陰極からより多くの電子が放出され，陽極へ向かって加速する．しかし，これらの電子エネルギーの最大値は変わらない．したがって，管電流を増やすとエックス線光子の数が増える（線量が増える）．照射時間を増やした場合も同様の効果が認められる（図2-9）．

管電圧（kV）を変えると2つの効果が現れる．ひとつは電子の最大エネルギーが増えるため，より高いエネ

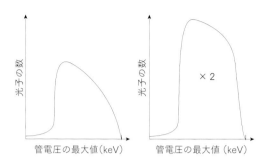

図 2-9　エックス線管電流を2倍にした場合のスペクトル．

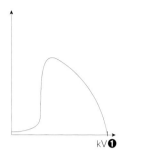
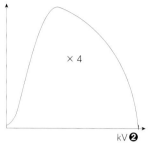

図 2-10　エックス線管電圧を2倍にした場合のスペクトル．

ルギーのエックス線が生成される．もうひとつは，電子がフィラメントから陽極へより多く引っ張られるため，エックス線光子の数が増える（線量が増える，**図 2-10**）．

まとめ

- 管電流を2倍にする＝エックス線の線量が2倍になる
- 照射時間を2倍にする＝エックス線の線量が2倍になる
- 管電圧を2倍にする＝最大のエックス線エネルギーが2倍となって，線量が2倍になる

このため，管電圧を増やす際は管電流を減らす必要がある．

エックス線と物質との相互作用

患者の体に当たると，エックス線は吸収，散乱，透過する．

エックス線の吸収

エックス線が患者の体に当たるとすべてのエックス線のエネルギーが患者に蓄積され，光子は完全に消滅する．これは光電吸収と呼ばれ，光子が患者の体内にある原子の内側殻と強く結合する電子に衝突して起こる．内側殻と電子の結合エネルギーより光子が大きなエネルギーを有していれば，電子は弾き飛ばされる．弾き飛ばされた電子は光電子（光子から運動エネルギーを得た電子）となり，光子は消失する．原子内では外側殻から内側殻の空きを電子が「飛び込んで」埋めるため，少量のエネルギーが低エネルギー光子として放出され，組織内に蓄積される．同様に光電子も体内の組織全体に吸収される．

この相互作用はエックス線画像に直接影響しないが，光子が最も吸収される部位（たとえば骨）では低信号となる．画像にコントラストが生まれるのはこのためである（**図 2-11a**）．

エックス線の散乱

エックス線の散乱には，コンプトン散乱とレイリー散乱の2種類がある．レイリー散乱は，診断用のエックス線撮影にはほぼ影響しないため，本稿ではコンプトン散乱についてのみ解説する．

ここでは，原子の最外側殻にある電子についてのみ考える．この電子は原子核から離れており，結合力が弱い．入射してくる光子がこうした結合の緩い電子に衝突してエネルギーの一部を電子に与えると，電子はそのエネルギーによって別の方向に飛んで行く．一方光子は電子との衝突によって軌道を変えるが，その程度は光子がもともと有しているエネルギーの大きさと，電子にどれだけエネルギーを与えたかによる．

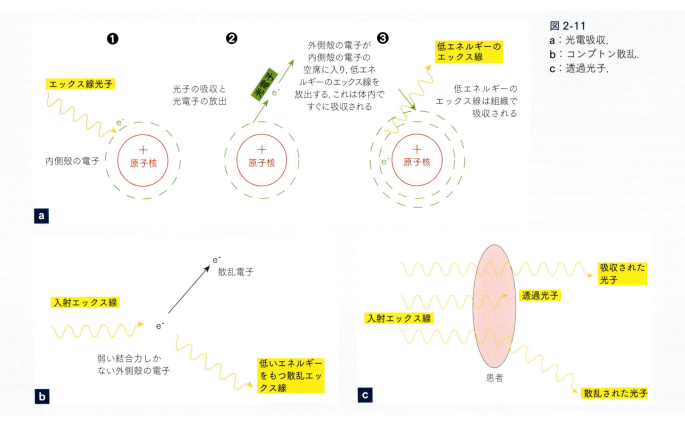

図 2-11
a：光電吸収.
b：コンプトン散乱.
c：透過光子.

エックス線の散乱は患者の被曝線量を加増し，散乱した電子は細胞を電離するだけのエネルギーをもつため，細胞障害を引き起こす．またエックス線が散乱して軌道を変えると，画像の劣化につながる（図2-11b）．

エックス線の透過

エックス線の光子は，患者の体をまっすぐ透過し画像受光器に当たることで，画像の形成に直接影響する（図2-11c）．

入射光子のエネルギー，エックス線が透過する組織の物理的な密度，組織の実効原子番号，組織の電子密度によって，画像形成の各プロセスが進められる．

骨は物理的な密度が高く，実効原子番号が大きく電子密度が高いため，軟組織よりもエックス線を大きく減衰させる．これは，入射する光子が衝突する電子が軟組織より骨に豊富にあるため，より散乱しやすくなることを意味する．また骨の実効原子番号は大きいため，光電吸収も起こりやすくなる（表2-2）．

表 2-2　エックス線とその相互作用

影響を与える因子	影響	注意事項
エックス線のエネルギーが大きい	光電吸収が起こりにくくなる ➡画像のコントラストが低下する	光子が透過しやすくなると被曝線量は低下する
組織の密度が大きい	コンプトン散乱が起きやすくなる	
組織の実効原子番号が大きい	光電吸収が起こりやすくなる ➡画像のコントラストが向上する	

参考文献

1. Health and Safety Executive. Ionizing Radiation Regulations (www.hse.gov.uk/radiation/ionising/), 1999.
2. Nemtoi A, Czink C, Haba D, Gahleitner A. Cone beam CT: a current overview of devices. Dentomaxillofac Radiol 2013;42(8):20120443.

Chapter 3
歯科用コーンビームCT（CBCT）とは

Simon C Harvey, Shanon Patel
翻訳：倉林　亨〔東京医科歯科大学大学院 医歯学総合研究科 口腔放射線医学分野〕

CTスキャナー（マルチディテクターCT）とCBCTの比較

マルチディテクターCT

　現在使われているマルチディテクターCT（multi-detector row CT：MDCT）は，第三世代のCTスキャナーである．他世代（第一，第二，第四，第五世代）のCTについては本書が扱う内容ではないため，関連する成書を参照されたい．第三世代のCTスキャナーは，1980年代末から90年代初頭にかけて登場したものであり，それ以来多くの改良がなされてきた．内部に回転式のエックス線管とエックス線検出器が配置されたガントリーで構成され，ガントリーの中央は円形の開口部となっており，寝台上に仰臥位で横たわった患者がその中へと入っていく．外観上動いて見えるのは，患者を乗せてゆっくりと移動する寝台のみである．CTスキャナーの基本的なレイアウトを図3-1aに示す．

　CTでは，扇形のエックス線ビーム（ファンビーム）によって患者の個々の横断面をスキャンし，それらを統合して三次元（以下3D）データとする．この方式は，エックス線管が患者に対して螺旋状（渦巻き状）に回転することから，「ヘリカルスキャン」と呼ばれている（図3-1b）．

　この方式を進化させたものが，今日多くの病院で使用されているMDCTである．マルチディテクターとは，複数列の検出器の配置を意味しており，これによって1回の回転で複数の横断面のデータを収集することができる．これを成立させるため，エックス線ビームには体軸方向の第三の座標軸が必要となる（図3-2）．

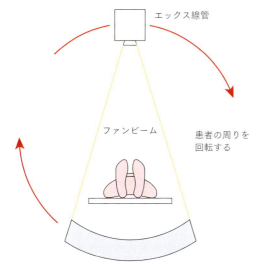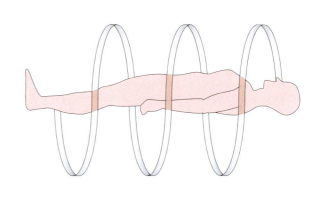

図3-1　a：CTスキャナー．扇形のエックス線ビーム（ファンビーム）と回転式のエックス線管．b：ヘリカルCTスキャナー．

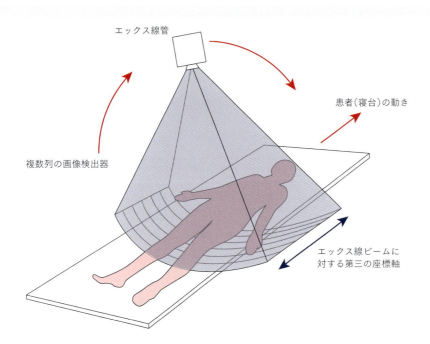

図3-2 MDCTのエックス線ビームに対する第三の座標軸.

　MDCTでは，単一スライスのCTより検査のスピードが向上したが，3Dデータを得るためにはやはり複数のスキャンデータを合わせる必要がある．すなわち，撮影範囲全体のデータを得るためには，患者を動かしながらエックス線管と検出器がその周りを何度も回転しなければならない．最新のCTスキャナーは約2Hzの回転，すなわち1秒間に2回の360°回転を行う．これは1回転に約20秒を要するCBCTよりもはるかに高速である．

　画像の再構成に関しては，多くのMDCTはCBCTと同様にフィルタ補正逆投影法を採用している．一部の上級機種では逐次近似法が採用されているが，この方法は現在のところCBCTでは使われていない．

CBCT

　CBCTは，主に3つの点でMDCTと異なる．第一に，CBCTではファンビームではなく，円錐形（コーンビーム）またはピラミッド形のエックス線ビームが用いられる．第二に，CBCTでは1回の回転ですべてのデータが得られる（1/2回転でも可能，これによる放射線量の低減については後述する）．第三に，患者の横断面全体ではなく，限局した領域の三次元的な画像が得られる．

　CBCTでは1回の回転ですべてのデータを収集するため，エックス線検出器は撮影領域全体をカバーできる大きさをもっていなければならない．歯内療法を目的とする場合は撮影領域が小さいため，小さな検出器をもつ装置が適している．ただしCBCTを顎顔面部全体の撮影に利用するのであれば，大きな検出器が必要となる．

　MDCTの回転中心は人体の横断面の真ん中に置かれ，エックス線のファンビームと検出器は，横断面全体を画像化するのに十分な大きさとなっている．一方CBCTは人体の一部のみを画像化するものであり，回転中心や撮影範囲が検査目的に応じて調節可能である（図3-3）．

　ほとんどのCBCTで，仰臥位ではなく立位や座位で撮影を行う．この方が使いやすく，また設置面積もパノラマエックス線装置と同程度で済むため，歯科医院や画像検査施設にも問題なく設置することができる．

エックス線検出器

　現在CBCTのエックス線検出器には，3種類の二次元検出器が利用されている．これらは，イメージインテンシファイア（イメージ増倍管：以下I.I.），間接型フラッ

歯科用コーンビームCT(CBCT)とは 3

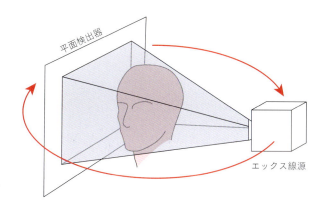

図3-3 CBCTのエックス線ビーム．円錐状のエックス線ビーム（コーンビーム）と平面検出器．

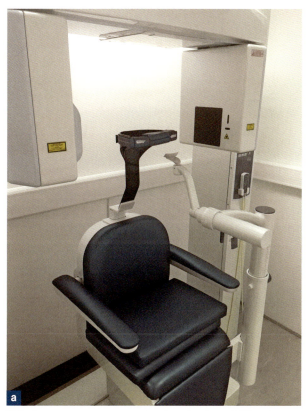
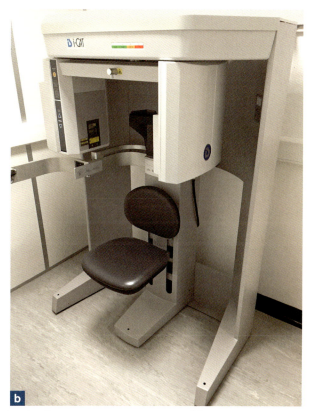

図3-4 a：3D Accuitomo 180 スキャナー（モリタ製）．b：i-CAT スキャナー（Imaging Sciences International製）．

トパネルディテクター（間接型平面検出器：以下間接型FPD），直接型フラットパネルディテクター（以下直接型FPD）である．

I.I.（イメージ増倍管）

I.I.は古くからあるが，現在も多くのエックス線透視装置に利用されている技術で，電子の加速と像の縮小によって信号を増強させる．

I.I.の最初のエックス線入力面（シンチレーター）はCsI（ヨウ化セシウム）蛍光面であり，エックス線を可視光に変換する．この光は，近接して置かれたSb-Cs（アンチモンセシウム）光電面によって吸収され，電子に変換される．電子は加速されて真空管の中を進み，小さな出力蛍光面（硫化亜鉛，硫化カドミウム）に収束する．高速で衝突した電子は再び可視光に変わり，カメラ（多くはCCDカメラ）によって記録される．このように入射

35

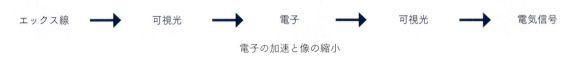

図 3-5　イメージインテンシファイア(I.I.)によるエックス線の変換過程.

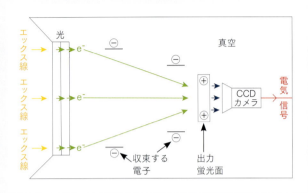

図 3-6　イメージインテンシファイア(I.I.)の構造.

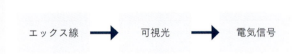

図 3-7　間接型 FPD によるエックス線の変換過程.

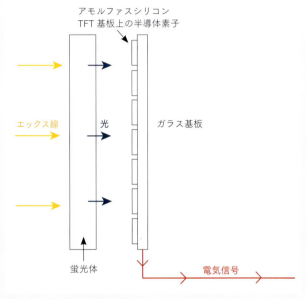

図 3-8　間接型 FPD の構造.

したエックス線が電子の加速過程と像の縮小によって十分な明るさの光に変換され，電気信号となり，画像として観察できるようになる．

I.I. は多くの変換過程を含み，それぞれの過程においてエネルギー，すなわち信号が減弱してしまう．低線量で撮影した場合はノイズの多い画像となるが，線量率が高ければ，非常に良好な画質が得られる．構造上，I.I. の画像には周辺ひずみが生じることが知られているが，小照射野の CBCT では，幸いそのようなアーチファクトは問題にならない(図 3-5, 3-6).

間接型 FPD

間接型，直接型のどちらの FPD もエックス線を電気信号に変換するものであるが，その方式は異なる．間接型 FPD では，エックス線はまず蛍光体(多くは CsI)によって可視光に変換され，その後 a-Si(アモルファスシリコン)基盤上の半導体素子によって電気信号として検出される(図 3-7, 3-8).

直接型 FPD

直接型 FPD では，a-Se(アモルファスセレン)光導電体を用いて，エックス線を直接電気信号に変換する(図 3-9, 3-10).

エックス線検出器の比較

CBCT のエックス線検出器としては，どれが最も優れているのであろうか？これに対する答えはひとつではない．表 3-1 に示すように，それぞれの検出器がそれぞれの利点と欠点を持っている．

理想的なエックス線検出器の条件としては，以下の項目が挙げられる．

- 機器が安価であること

図 3-9 直接型 FPD によるエックス線の変換過程.

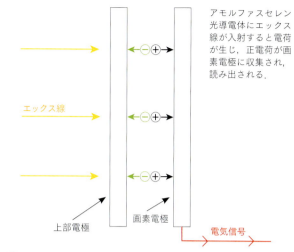

図 3-10 直接型 FPD の構造.

表 3-1 各検出器の長所と短所

検出器の種類	長所	短所
I.I.	・高感度である ・安定性，耐久性に優れる	・機器が大型である ・低線量だと画像にノイズが多くなる
間接型 FPD	・比較的安価である ・広範囲の撮影が可能	・可視光に変換する過程からノイズが生じる
直接型 FPD	・DQE（量子検出効率）が最も高い	・高価である ・広範囲の撮影は難しい

- 性能が安定していること
- 機器に経年的な劣化がないこと
- エックス線検出効率が高いこと
- ダイナミックレンジが広いこと
- 機器の使用後の回復が早いこと

量子検出効率

　検出器によるエックス線の検出感度は，量子検出効率（detective quantum efficiency：DQE）によって表される．これは入射するエックス線を検出器がどの程度効率良くとらえ，出力画像のノイズがどの程度少ないかを表す指標である．入射するすべてのエックス線が利用されてノイズを生じないことが理想であり，その場合の DQE は 100％ となる．なおデジタルエックス線画像システムの DQE は，最高で 65％ 程度である．

画像再構成

　画像再構成のプロセスに関しては文献によって異なる記述がされているが，基本的に以下の段階に分けることができる．

1. 受像系によるデータの取得
2. 極端な低信号や高信号を除去するためのフィルタリング
3. 画像再構成（フィルタ補正逆投影法，または逐次近似法による 3D ボリュームデータの生成）
4. データの座標軸を変換する多断面再構成（multiplanar reconstruction：MPR）

フィルタ補正逆投影法

　フィルタ補正逆投影法（filtered back projection）は，一連の投影データから 3D 画像を生成する最も標準的な

Chapter 3

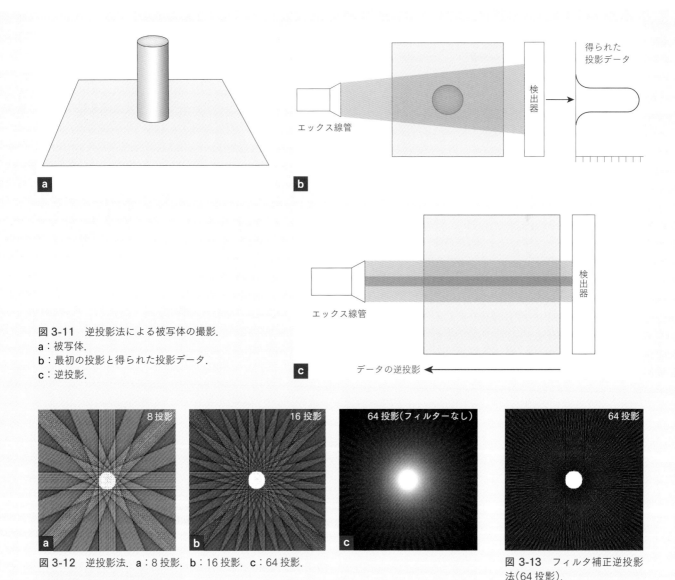

図 3-11 逆投影法による被写体の撮影．
a：被写体．
b：最初の投影と得られた投影データ．
c：逆投影．

図 3-12 逆投影法．a：8 投影．b：16 投影．c：64 投影．

図 3-13 フィルタ補正逆投影法（64 投影）．

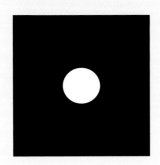

図 3-14 逐次近似法では完璧な画像再構成が可能である．

方法である（**図 3-11**）．

二次元（2D）の投影データから，コンピュータによって3D画像を生成する一連の流れを見てみよう．コンピュータはエックス線がある方向から被写体を透過した後のデータを受け取り，そのデータの逆投影を行う．すなわち受像系に到達した信号は，エックス線が透過した経路にそって逆方向に投影される（**図 3-11c**）．

被写体の形態を記録するためには，より多くの投影データが必要である．多方向からのデータを逆投影することによって，初めて被写体の概形を把握することがで

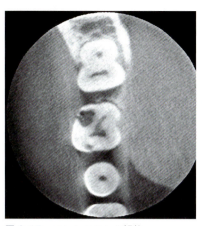 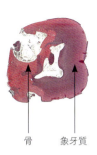

図 3-15 コントラスト分解能.
組織像（右）では明瞭に区別できるが，CBCT（左）はコントラスト分解能が低いため，置換性吸収により添加した骨と象牙質とを区別することができない．

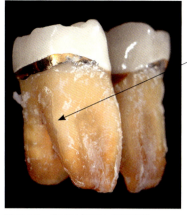 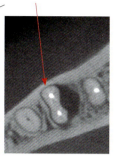

図 3-16 空間分解能と歯根破折.
近心根の破折（黒矢印）は，CBCTでは低い空間分解能のために検出できない（赤矢印）．

きる（図 3-12）．

しかしこの方法では，被写体の像の周囲に実際には存在しないスターパターン（ボケ）が出現するため，医用画像としては問題がある．このボケを除去するために，フィルタ補正逆投影法が用いられる（図 3-13）．これにより被写体の形態をほぼ正確に再構成することが可能となる．

フィルタ補正逆投影法の問題点と逐次近似法

フィルタ補正逆投影法では，検出器で得られた実際のデータがフィルタリングによって補正されるため，被写体を完全に正確に表示することはできない．逆投影そのものには実際のデータが用いられるが，前述のように，実際には存在しないボケが周囲に生じてしまう．そこでフィルタリング処理が行われるが，これによってスキャンデータの一部が消失したり，実際には存在しないデータが付加されてしまう可能性がある．

より正確な3D画像再構成の方法として，逐次近似法（iterative reconstruction）と呼ばれる方法がある．

iterationとは，結果を得るためにプロセスを繰り返すことである．最新のコンピュータは毎秒何千もの関数を処理することができるため，この作業に適している．逐次近似法では，まず得られた投影データから被写体がどのような形態かを推測する．この推測はフィルタ補正逆投影法でも可能である．その後コンピュータは，推測と実際のデータとの比較を行う．推測されるたびに不一致な点が修正され，再度投影データとの比較が行われ，そしてこの流れを繰り返す．逐次近似法では，実際のデータとの比較によって正確な画像再構成を試みる．十分な処理時間があればコンピュータは何度も比較を行い，最終的に被写体と完全に一致した像を作成することができる（図 3-14）．

逐次近似法では，繰り返しの回数が多いほど正確な画像再構成が可能となるが，そのためには処理時間が長くなる．

今後，コンピュータのソフトウェアの進歩によりフィルタ補正逆投影法や逐次近似法が改善され，画質の向上やアーチファクトの低減につながることが期待される．

画質

コントラスト分解能

コントラスト分解能とは，エックス線吸収量の異なる2つの構造を識別する能力のことである．CBCT画像は白黒のグレイスケールで表示され，エックス線吸収量の多いものほど白く，空気のようにエックス線吸収量の少ないものほど黒く表示される．CBCTはコントラスト分解能に劣るため，エックス線吸収量のわずかな違いは識別できない（図 3-15）．

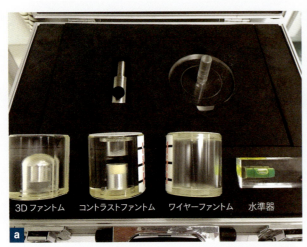
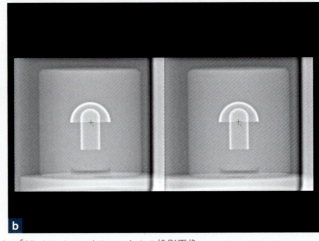

図 3-17　a：CBCT 装置「3D Accuitomo」(モリタ)用テスト器具．b：「3D Accuitomo」ファントムの投影画像．

空間分解能

　空間分解能とは，近接する 2 つの構造を識別する能力のことである．周囲との濃度差が大きい場合，たとえばエックス線不透過性の 2 つの小さな歯髄結石がエックス線透過性の歯髄腔内にある場合などは，識別は容易である．一方で不完全な垂直性歯根破折など濃度差がほとんどない場合は，検出が難しい(**図 3-16**)．

コントラスト分解能および空間分解能の評価

　コントラスト分解能の評価には，ステップウェッジ(階調計)を用いる．ステップウェッジはさまざまな厚みをもつ階段状の金属器具で，スキャン画像上で識別できるかで評価する．

　空間分解能の評価には，鉛またはタングステンの金属線を決められた間隔で並べたテストチャートを用いる．次第にその間隔が狭まるそれぞれの金属線を，画像上で識別できるかで評価する．空間分解能の単位は line pair/mm で，金属線と間隔を 1 line pair とし，1 mm に line pair を何本視認できるかを表す．製造メーカーは画素サイズによって分解能を説明することが多いが，検出器の画素サイズと空間分解能とは必ずしも一致しない．

　CBCT 装置の品質検査は，品質保証プログラム(quality assurance：QA)に含まれる(**図 3-17**)．QA は電離放射線規則(IRR99)で定められた法定事項であるため，ほとんどの製造メーカーが検査のための測定器具やその使用説明書を提供している．

　読影用モニタの性能も重要であり，階調の少ないモニタでは画像のコントラストが失われてしまう．同様に，空間分解能の低いモニタを使用すれば，細部の詳細な観察が困難となる．

　読影用モニタの性能については，SMPTE テストパターンを用いて，コントラスト分解能と空間分解能の両方を評価できる．読影時は室内を暗くし，適切な高さにモニタを置いて読影エリアを設けることが強く推奨される．照明の明るい手術室などでの読影は避けるべきである(52 ページ参照)．

ノイズ

　ノイズは，被写体の構造とは関係のないグレイレベル(濃度)のばらつきのことであり，画質を低下させる．ノイズには主に以下の 3 つの種類がある．

量子ノイズ

　量子モトルとも呼ばれ，画像を構成する画素におけるグレイレベルのランダムなばらつきである．ノイズの最も大きな原因であり，エックス線光子の検出過程におけるゆらぎに起因する．検出される光子数が増えれば，量子ノイズは減少する．

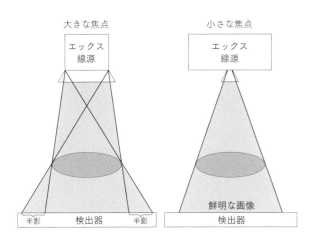

図3-18 半影現象．他の条件が同じ場合，焦点が大きいほど半影が大きくなるため，画像の鮮鋭度は低下する．

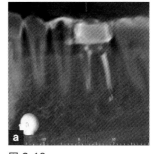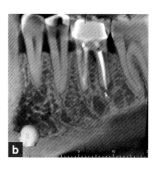

図3-19
a：76歳の患者のCBCT矢状断像．撮影中の体動による画像のぶれが見られる．
b：再撮影を行った結果，診断に適した画像が得られた．

量子ノイズはエックス線画像に本来備わっている特性であるため完全に除去することはできないが，管電流や管電圧を高くすることで低減が可能である．しかしこれは画質の向上に寄与する一方で，被曝線量の増加につながる．

構造ノイズ

構造ノイズは，エックス線検出器における検出効率の不均一性によって生じる．検出器の構造上の問題であるため，すべての画像で同じ位置に見られる．構造ノイズは，あまり高性能ではない（通常より安価な）CBCT装置に生じやすく，高性能な（通常より高価な）装置では少ない．より複雑な画像再構成アルゴリズムを採用することによっても低減することが可能である．

電子ノイズ

電子ノイズは，回路基板を通過する際の信号のゆらぎである．すべてのコンピュータに生じるが，最新の高性能コンピュータであれば，問題となることはほぼない．

信号雑音比（SNR）

信号雑音比（signal-to-noise ratio：SNR）は画質評価法のひとつであり，ノイズの画質への影響を表す．信号は画像形成のために有益であるが，ノイズは画質を低下さ

せる害となる．したがってSNRが高いほど画質が良い．

不鮮鋭度

像を形づくる境界線がぼける度合いのことで，空間分解能を低下させる．CBCTには，主に以下の2つが関係する．

形態学的不鮮鋭度

エックス線撮影の構成要素，すなわちエックス線管（焦点），患者，検出器の位置関係による鮮鋭度の低下である．図3-18にこれらのパラメータを変えたときの画像への影響を示す．

形態学的不鮮鋭度は，焦点が小さいほど，検出器が焦点から離れるほど，検出器が患者に近づくほど減少する．

体動によるぶれ（アーチファクト）

CBCTは5〜40秒と撮影時間が比較的長いため，撮影中の体動が問題となることが多い．体動防止のために頭部固定器具は必須であり，患者には撮影中に動かないよう明確に指示する必要がある．小児など静止が困難な患者の場合は，撮影時間をできる限り短くすべきである．撮影時間を短縮する場合は，通常は管電流を増加させる．

もし撮影中の早い段階で患者の体動を認めた場合，撮影を中止してもよい．撮像終了後に患者の体動がわかっ

た場合，装置によっては体動時のデータを破棄して体動のないデータのみを利用できる180°画像再構成機能が活用できる．ただこれは体動によるアーチファクトの問題を解決することができるが，少ないエックス線量で画像を生成するため，ノイズは顕著になる．

　撮影時間とデータ収集時間は同義ではないことに注意すべきである．撮影時間とはスキャン開始から終了までのトータルの時間だが，データ収集時間とはエックス線が照射されて検出器がそのデータを受け取る時間の合計である．被曝線量低減のために，CBCT装置の多くでエックス線管は患者の周りを回転しながらパルスエックス線を照射する(詳細は後述する)．そのためデータ収集時間は撮影時間よりもはるかに短くなる．しかしながら，撮影時間中に体動が起こると画像には必ずぶれが生じる(**図 3-19**)．すなわちデータ収集時間が短くなると被曝線量が少なくなり，撮影時間が短くなると体動によるぶれが少なくなる．これらは非常に重要であるため，充分に製造メーカーへ確認しておく必要がある．

理想的な CBCT 装置

- 手ごろな価格と使いやすさ
- 性能の安定性
- 低線量
- すぐれたソフトウェア
- 調整可能な撮像視野(FOV)：散乱線や被曝線量の低減
- 調整可能な撮影パラメータ：散乱線や被曝線量の低減
- 短い撮影時間：体動によるアーチファクトの低減
- すぐれたコントラスト分解能と空間分解能
- 小さなエックス線管焦点：半影 / 解剖学的不鮮鋭度の低減
- すぐれたエックス線検出効率(➡3つの検出器の比較を参照)
- 信頼性
- サポートの利用しやすさ
- バージョンアップのしやすさ
- 既存のインフラ設備との完全な接続が可能
- DICOM に対応

参考文献

1. American Academy of Oral and Maxillofacial Radiology. Clinical recommendations regarding use of cone beam computed tomography in orthodontics. Oral Surg Oral Med Oral Pathol Oral Radiol 2013;116:238–257.
2. American Association of Physicists in Medicine (AAPM): Task Group 18. Assessment of display performance for medical imaging systems. [Updated 2006 Jan 10; cited 2006 Sept 29]. Available at: http://deckard.mc.duke.edu/~samei/tg18
3. Araki K, Fujikura M, Sano T. Effect of display monitor devices in intra-oral radiographic caries diagnosis; Clin Oral Investig 2015; DOI 10.1007/s00784-015-1401-z.
4. Brown J, Jacobs R, Levring Jäghagen E, Lindh C, Baksi G, Schulze D, Schulze R; European Academy of DentoMaxilloFacial Radiology. Basic training requirements for the use of dental CBCT by dentists: a position paper prepared by the European Academy of DentoMaxilloFacial Radiology. Dentomaxillofac Radiol 2014;43:20130291.
5. Guidelines on Patient Dose to Promote the Optimisation of Protection for Diagnostic Medical Exposures. NRPB, 1999.
6. Guidance on the Safe Use of Dental Cone Beam CT (CT) Equipment. Prepared by the HPA working party on Dental Cone Beam CT Equipment (HPA-CRCE-010), published 2010.
7. Hellén-Halme K, Petersson A, Warfvinge G, Nilsson M. Effect of ambient light and monitor brightness and contrast settings on the detection of approximal caries in digital radiographs: an in vitro study. Dentomaxillofac Radiol 2008;37:380–384.
8. IEC Annual Report, 2008. Available at: http://www.iec.ch/about/annual_report/pdf/perf2008.pdf
9. Ionising Radiation Regulations (1999). Available at: www.hse.gov.uk/radiation/ionising/legalbase.htm
10. Ionising Radiation (Medical Exposure) Regulations 2000 (IRMER). Available at: https://www.gov.uk/government/publications/the-ionising-radiation-medical-exposure-regulations-2000
11. Loubele M, Bogaerts R, Van Dijck E, Pauwels R, Vanheusden S, Suetens P, Marchal G, Sanderink G, Jacobs R. Comparison between effective radiation dose of CBCT and MSCT scanners for dentomaxillofacial applications. Eur J Radiol 2009;71:461–468.
12. Ludlow JB, Abreu M Jr. Performance of film, desktop monitor and laptop displays in caries detection. Dentomaxillofac Radiol 1999;28:26–30.
13. National Council on Radiation Protection and Measurements. Report No. 160. Ionising Radiation Exposure of the Population of the United States (2009).
14. Nemtoi A, Czink C, Haba D, Gahleitner A. Cone beam CT: a current overview of devices. Dentomaxillofac Radiol 2013;42:20120443.
15. NRPB guidance. Available at: https://www.gov.uk/government/uploads/system/uploads/attachment_data/file/337178/misc_pub_DentalGuidanceNotes.pdf
16. European Society of Endodontology, Patel S, Durack C, Abella F, Roig M, Shemesh H, Lambrechts P, Lemberg K. European Society of Endodontology position statement: the use of CBCT in endodontics. Int Endod J 2014;47:502–504.
17. SEDENTEXCT. Radiation Protection No 172. Cone beam CT for dental and maxillofacial radiology (Evidence based guidelines).
18. Shulze R, Heil U, Gross D, Bruellmann DD, Dranischnikow E, Schwanecke U, Schoemer E. Artefacts in CBCT: a review. Dentomaxillofac Radiol 2011;40:265–273.
19. The 2007 Recommendations of the International Commission on Radiological Protection, IRCP Publication 103.
20. The Royal College of Radiologists, IT guidance documents.
21. Picture archiving and communications systems (PACS) and guidelines on diagnostic display devices.

Chapter 4
CBCTを使うには：線量，被曝リスク，アーチファクトの注意点

Simon C Harvey, Shanon Patel
翻訳：池 真樹子〔新潟大学大学院 医歯学総合研究科 顎顔面放射線学分野〕

はじめに

歯科用コーンビームCT(CBCT)は，多くの利点があり，中でも他の三次元(3D)エックス線撮影法に比べて低い線量で済むことが挙げられる．しかしどんな線量であれ電離放射線であることには変わりがないため，以下の原則に従うべきである．

- 行為の正当化 訳注1
- 防護の最適化 訳注2
- 個人の線量限度 訳注3

歯科領域においてCBCTの使用が増加していることは疑いなく，これにともない国民線量も増えている．どのCTでも従来のフィルム撮影に比べて高線量の技術であるため，合理的に実行可能な限り線量を低くするよう特別な注意を払わなければならない(ALARPの原則)．本章では，電離放射線の生物学的側面，線量低減対策，アーチファクトについて取り上げる．

線量と被曝リスク

電離放射線の生体への作用

電磁放射線は，十分なエネルギーを有すると生体組織に損傷を与える可能性がある．Chapter 2によると，エックス線が高エネルギーであるためにそうした可能性があ

ることがわかる．しかし，損傷が生じるにはエックス線が患者に吸収されなければならず，したがって生体組織にエネルギーが伝達されなければならない．透過してしまえば，組織にエネルギーは蓄積されない．

体内の分子の電離は，最終的に細胞の損傷を招く．電離は，ラジカル(遊離基)の生成による間接電離と，分子の直接電離という2通りの方法で生じる．

水分子の電離による間接的細胞損傷(間接作用)

$H_2O + 放射線 \rightarrow H_2O^+ + e^-$

$H_2O(分解) \rightarrow H^+ + OH$

$OH + DNA / 酵素 \rightarrow 損傷 DNA / 酵素$

直接的細胞損傷(直接作用)

細胞内分子 + 放射線 $\rightarrow$ 損傷分子

人体はその70%が水であるため，間接的細胞損傷が生じる頻度が高い(**図4-1**)．電離した水分子はすぐにラ

〔訳注1〕行為の正当化：被曝をともなう行為はもたらされる便益が被曝のリスクを上回る場合のみ認められる．

〔訳注2〕防護の最適化：個人の被曝線量，被曝する人数および機会を経済的及び社会的要因を考慮に入れたうえ，可及的に減らして放射線を利用する．

〔訳注3〕個人の線量限度：すべての線源からの被曝による線量がある一定のレベルを超えないように管理する．

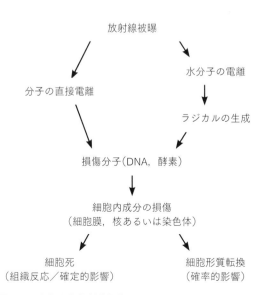

図4-1 生物学的放射線損傷．

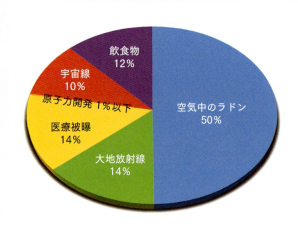

図4-2 英国における平均被曝線量.

ジカルに分離し(ヒドロキシラジカル[OH]は特に反応性が高い),重要な分子に損傷を与える可能性がある(最も弱いのはDNAと酵素).この損傷は,細胞死または細胞形質転換(悪性腫瘍になり得る)の2つをもたらす可能性がある.だが幸いなことに,時間をかけさえすれば細胞の形質転換を修復できる可能性がある.

確率的影響のリスク

歯科用エックス線撮影における放射線について議論する際に重要なのが,確率的影響のリスクである.「Stochastic(確率的)」はギリシャ語で「狙う」「推測する」という意味の"stokhastikos"が由来の言葉である.それぞれのエックス線光子は,前述のメカニズムによって患者に悪性腫瘍を誘発する危険性を有する.光子線量を増やしても,確実にがんが誘発されるわけではない.つまりがんが増える可能性はあるが,確実性はないのである.一方で,個々の光子は悪性化を引き起こす可能性があるため,どれだけ低線量でも確実に安全な線量というものはない.そのため,本稿では偶然起こる確率的影響について述べる.しかし患者がより多くの放射線に曝露されれば,その危険性は大きくなる.悪性腫瘍にならないことを保証する安全な線量の下限も,必ず悪性腫瘍になることを保証する上限もない.

測定線量

線量は,以下の3種類に分けて考えることができる.

1. **吸収線量** 放射線が物質の単位質量あたりに与えるエネルギーの量である.単位はJ/kgを用いるが,グレイ(Gy)も知られている.最も基本的な放射線量である.

2. **等価線量** 異なる種類の放射線の電離能力や線質を考慮に入れ,それぞれに放射線加重(荷重)係数を与えたものである.エックス線診断やCBCTでは放射線としてエックス線のみが用いられており,その放射線加重(荷重)係数は1である.単位はシーベルト(Sv)で,エックス線のみを用いるエックス線診断における吸収線量1Gyは,等価線量1Svに等しい.

3. **実効線量** 生体内組織の相対的な放射線感受性を考慮したものである.等価線量を乗じて得られる臓器または組織の組織加重(荷重)係数が与えられる.また実効線量は,患者に対する確率的影響(がん)のリスクを推定するための方法としてとらえる.単位はシーベルト(Sv)を用いる.実効線量は直接測定することはできず,測定可能な吸収線量を基にした数学的計算であり,どの組織がどの程度照射されたかの推定であることに留意する.

英国における被曝線量

英国における1人当たりの平均被曝線量は,1年間で約2.7ミリシーベルト(mSv)である.被曝線量は自然放射線による被曝と,これに人工放射線からの被曝を加えた総線量に分けられる.前者は2.2mSvと推定され,主に放射性ラドンガスから受けているが,食べ物,宇宙放射線,および大地からの放射線も多く受ける.歯科を含む医療被曝線量は0.5mSvと推定される.しかし,この数字は間違いなく上昇するであろう.

またこの数字は英国全体の平均であり,すべての健康診断の平均である.したがって,ノーフォーク・ブローズ(Norfolk Broads)に住み放射線検査を受けていない人と,自然放射線のより大きいコーンウォール(Cornwall)のような地域に住み複数のCT検査を受けた人には,年間総線量にかなり大きな差があることになる(図4-2).

表 4-1 年齢と放射線リスク

年齢	リスクの増倍率
0〜15歳	3倍
16〜29歳	1.5倍
30〜50歳	1倍
50歳以上	0.3倍

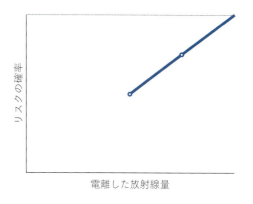

図 4-3 放射線量と確率的影響のリスク — 既知のデータ．

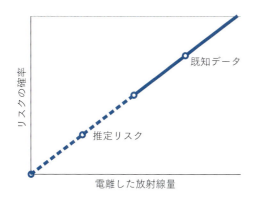

図 4-4 放射線量と確率的影響のリスク — 閾値なし線形モデル．

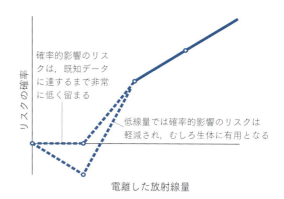

図 4-5 放射線量と確率的影響のリスク — さまざまなモデル．

年齢と放射線リスク

年齢が若いほど，エックス線の影響によるリスクが高い（放射線感受性が高い，**表 4-1**）．

これは若年者の細胞代謝の回転がより早く，悪性腫瘍が発現する期間が短いことに起因する．このため，若年者に対して非電離放射線や低線量エックス線撮影技術を選択するように，特に注意を払う必要がある．

放射線リスクの推定

エックス線検査の受診によってがんが誘発されるリスクは，正確に判定することはできない．放射線のリスクは核爆弾の被爆者，原子力発電所の爆発，その他同様な被曝事故に関する既知のデータから推定される．

これらのデータの線量は全身被曝であることが多く，かなり高いものであったが（**図 4-3**），線形関係を示すグラフ上にすべてのデータをプロットすると，比較的高い線量と生命に影響を及ぼすがん誘発との間に，明確なパターンが存在することがわかる．

診断用放射線のような線量が低い場合におけるがん誘発との関係については，いくつかの論争がある．最も妥当性のあるモデルは線形関係がゼロに続くもので，リスクを推定する際に使用される（**図 4-4**）．

興味深いことに，少量の放射線が実は生体に有益であり，リスクが最初に低下してから増加するというモデルがある．一方で，低線量ではリスクが非常に低く，その後，高線量の既知のデータに向かって増加するモデルもある（**図 4-5**）．これらのモデルは，英国のさまざまな地域で人びとが受ける自然放射線量に目を向けると，実は自然放射線量が有意に高い地域におけるがん発生率はさして高くないという事実を裏づけている．

表 4-2　身のまわりのさまざまな放射線量

エックス線検査	実効線量 μSv	1回の口内法撮影に換算	飛行機での移動時間に換算	平均被曝線量の日数換算	予測される致死的悪性腫瘍のリスク：小児（16歳以下）	予測される致死的悪性腫瘍のリスク：成人（18～65歳）
口内法撮影	1	1	0.25	0.2	2,000,000	4,000,000
バナナの摂取	0.1	1/10	0.025	0.0	n/a	n/a
パノラマ（歯列のみ）	10	10	2.5	1.8	＜1,000,000	＜2,000,000
パノラマ（全体）	22	22	5.5	4.0	1,000,000	2,000,000
小照射野CBCT（平均）	50	50	12.5	9.1	250,000	500,000
頭部CT	2,000	2,000	500	365.0	5,000	10,000
英国の年間平均被曝線量	2,700	540	675	365	検出せず	検出せず

〔註〕
- 口内法撮影は矩形絞り，管電圧70kV，焦点被写体間距離200mm，高感度フィルムあるいは検出器プレートにより撮影されている（出典：Primary Dental Care，1994年，放射線ガイドライン）[訳注4].
- 年間の自然放射線量は約2,700μSvと推定される.
- 飛行機での移動による被曝量は1時間あたり4μSvと推定される.
- 悪性腫瘍のリスク（1999）は，英国放射線防護庁（NRPB）のガイドラインから算出されている[5].
- バナナの等価線量は0.1μSvと見なされる．放射能は，カリウムの豊富なバナナに含まれる少量の放射性カリウム（^{40}K）によってもたらされる.

　物理学者や放射線医には，生命に影響を及ぼすがん誘発のリスクが1mSvあたり約1：20,000であることがよく知られている．英国の医科および歯科的被曝に起因する致命的ながん発症数は，年間700件（うち10件は歯科での被曝）と推定される.

　患者に放射線のリスクを説明する際，前述のグレイやシーベルトについての知識はほぼ役に立たない．そのため，**表4-2** に歯科用エックス線検査における線量，専門的データ，および「現実世界」に換算したさまざまな線量について示す.

　歯科用エックス線検査において線量が非常に低いことは，歯科医師の評価を大いに高める．CBCTなどのより高い線量をもつ技術を使用する場合も，被曝量を低く維持させる努力を続けることが重要である.

線量を低減するための対策

撮影の正当化を実践する

　患者をCBCTで撮影する前に，この撮影は正当な理由に基づくか，関連のガイドラインと選択基準に従っているか，この撮影で臨床に重要な追加情報が得られるか，他の低線量技術や非電離放射線画像技術で情報が得られないかを常に自問すべきである.

　他の医療従事者から患者の紹介を受けたら，CBCTのオペレーターとして撮影に対する正当化の責任を担うことを忘れてはならない.

　CBCTの推奨用途については，EUの認可と英国歯科・顎顔面放射線学会の承認を受けている，CBCTの使用に関する最もまとまったガイドライン『SEDENTEXCTガイドライン』[訳注5]を参照することを推奨する.

〔訳注4〕Hirschmann PN. Guidelines on radiology standards for primary dental care: a resumé. Royal College of Radiologists and the National Radiological Protection Board. Br Dent J 1995;178(5):165-167.

〔訳注5〕SEDENTEXCT project. Radiation Protection: Cone Beam CT for dental and maxillofacial radiology Evidence Based Guidelines 2011(v2.0 final). http://www.sedentexct.eu/files/guidelines_final.pdf（2017年10月5日アクセス）.

CBCTを使うには：線量，被曝リスク，アーチファクトの注意点　4

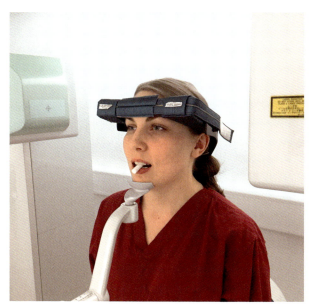

図 4-6　撮影時に使用する固定装置（頭部固定具，チンレスト，および上下顎の歯が離れていることを示す）．

表 4-3　管電圧の上昇による影響

管電圧を上げると起こること	その効果と影響
光電吸収が減少する 光電吸収は光子エネルギーの3乗に反比例する	コントラストが低下する
透過性が高くなる 管電圧が高くなるほどエックス線の透過性も高くなるため，より多くのエックス線が患者の身体を透過し検出器に当たる	患者の被曝線量が低減する 管電圧が高くなるほど，同等の検出器線量を維持するために管電流が低減する

　欧州歯内療法学会も，歯内療法における CBCT の使用に関する手引きを提供している[3]．これらの文書は，インターネットから無料でダウンロードできる．

患者の撮影位置が正しいか確認する

　最も確実に線量を低減する方法は，撮り直しを少なくする（またはなくす）ことであろう．これは，撮影装置と連結するハードウェアとソフトウェアを正しくセットアップし，メーカー指定の撮影位置で，患者が動かないよう確実に固定することにより達成される（図 4-6）．

管電圧（kV）を上げる

　管電圧を上げると，表 4-3 のように線量が減少する．

線量低減機能を用いる

　CBCT 装置には，線量低減（DR）プログラムが組み込まれているものがある．これは高解像度画像が必要ない場合に有用である．DR プログラム作動を確認するため，品質保証（QA）中に DR プログラムの実測値を測定すべきである．メーカーは各装置が DR プログラムを実現する正確な機構について公表しないことから，不明の場合もある．しかし，医療物理学の専門家やこうした装置のユーザーは，この機能をいつどのように使えばいいかに関する十分な理解が必要である．

ボクセルサイズを大きく（解像度を低く）する

　ボクセルサイズは適宜調整が可能だが，すべての装置に備えられた機能ではない．ボクセルサイズを大きくすると，空間分解能を犠牲にする代わりに線量を減少する．
　ある機種においては，画像再構成時にのみボクセルサイズが増加するものもあるが，管出力は変化しない．したがって患者にとってメリットはなく，画像はより低解像度となる．線量は QA 中に評価しておく必要がある．

管電流（mA）を低くする

　前述のとおり，管電流の低減は管電圧（kV）を上げることで達成できる．撮影プロトコルは，管電流（mA）の数値の指針を示すこともある．小児や痩せた人，虚弱な人に対しては管電流を下げる必要がある．

濾過機能（フィルタリング）を適正化する

　CBCT 装置には，法定により最小限度の線量濾過板（2.5mm アルミニウム当量）を有するはずだが，調整可能な濾過機能がある装置もある．濾過は，低エネルギー

のエックス線光子をビームから除去することを目的としている．この低エネルギー光子は，常に患者の身体に吸収されるため，画像形成に寄与せず患者の被曝線量を増加させる．濾過機能は，低エネルギーの光子を効果的に除去し，高エネルギーの光子のみを残す．これによりエックス線透過率が増加し，その結果，画像のコントラストが低下して画像が不明瞭になる．

管電流（mA）を調節する

撮影中に管電流を変更することで，線量を低減することができる．線量の減衰が少ない組織では，装置は自動的に管電流を減少させる．患者の身体のより厚い部分を走査する際，装置は管電流を最大値まで戻すことがある．

コリメーション（エックス線束の集光〔平行〕化）

物理的なコリメーションは，ビームサイズを減少させ，それにともない線量を低減させる．また散乱線を減少させ，画像を改善する付加的な効果もある．

固定のビームサイズと電子コリメーションを用いる装置では，患者に対する線量は減少しない．これはQAにおいて明瞭に確認することができる．

180°スキャン画像を使用する

180°スキャンで画像を再構成できるCBCTの場合，放射線量を劇的に低減することが可能である．理論的に180°スキャンは360°スキャンの半分の線量となるはずだが，装置の構造や再構成技術によっては必ずしもそうではない．180°スキャンによる再構成画像は，360°スキャンによるものよりもノイズが多くなる．これは，記録される光子の総数が少ないために信号対雑音比（SNR）が悪いこと，あるいは再構成プロセス自体が原因である．

パルスビーム機能を使用する

一部のCBCT装置で使用可能なパルスビーム機能では，個々の投影間で回転中のビーム照射をオフにすることで画像収集時間が短縮される．ただし，スキャン時間は変わらない．

CBCT検査の平均線量

小照射野CBCTは，機種によって線量が異なる．メーカーの示す数値と第三者による測定値には，相違のあることがある．小照射野のスキャンで約20~40μSvの低線量を達成し，歯内療法で使用できるコントラストと空間解像度を実現しているCBCT装置も一部ある．

相対的リスクと単純撮影との比較については，前述の「放射線リスクの推定」の項を参照されたい．

線量は，撮影される顎骨の領域により一定ではなく，近接する放射線感受性の高い生体構造の存在によっても変化する．また線量は機種によって異なり，その差は最大16倍に及ぶこともある[6]．

CBCTのアーチファクト

アーチファクトは，被写体そのものには存在せず，画像データ上で見られるエラーである．どんなCBCT撮影でもこうしたエラーがある程度発生するものであるが，常に現れるわけではない．

アーチファクトの成因として，以下のようなものが挙げられる．

- ビーム形状
- ノイズ（量子ノイズ，構造ノイズ，電子ノイズ）
- ハードウェアの不一致
- 再構成アルゴリズム

以下，アーチファクトがどのように見えるか，何と呼ばれているか，どのように発生するか，それらを最小限に抑える，またはなくす方法について述べる．

検出限界によるアーチファクト

ゼロアーチファクトとしても知られているが，これは，照射された構造体がエックス線光子のすべてをブロックし，検出器が投影の読み取り値をゼロと記録したときに起こる．低過ぎる照射線量で撮影された場合には，露光不足のコンピュータエックス線撮影（CR）プレートでも同様の問題が見られる．

ゴールドクラウンとチタンインプラントは，エックス

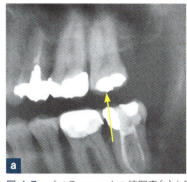
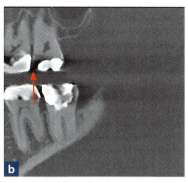
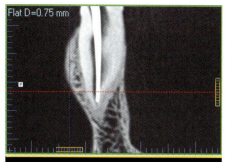
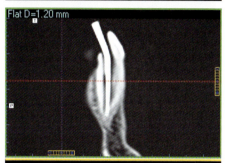

図 4-7 　パノラマエックス線写真(a)と同部の CBCT 矢状断像(b). CBCT 画像では広範な線質硬化アーチファクトが明らかに認められ，金属補綴物周囲の評価を難しくしている．また CBCT 画像では7̲ 近心の歯質が欠損しているようにみえるためにう蝕が疑われるが(赤矢印)，パノラマエックス線写真では健全な歯の構造であることが明らかである(黄矢印).

解像度 0.125 mm で撮影した場合，ガッタパーチャポイントの先端の幅は 0.75mm である．

解像度 0.4 mm で撮影した場合，ガッタパーチャポイントの先端の幅は 1.2mm で広くみえる．

図 4-8 　パーシャルボリューム効果(部分容積効果).

線を大きく減衰させるため，こうしたアーチファクトが生じやすい．このアーチファクトは，管電圧を上げると除去できる．これは，管電圧を上げることによりエックス線光子がより透過性を増し，物体を通過して検出器に記録される可能性が高くなるためである．

線質硬化(ビームハードニング)アーチファクト

Chapter 2 で説明したように，エックス線ビームは多色であり，さまざまなエネルギーのエックス線光子で構成されている．

低エネルギーの光子はより簡単に吸収されるため，高エネルギーの光子だけが残ることになる．

これは，前述したエックス線濾過の原理である．すなわち，アルミニウム板での濾過によって低いエネルギーの光子は除去され，中～高エネルギーの光子が残される(これは線量のみに影響し，画像には影響しない).

あるエックス線が，たとえば歯科用アマルガムによって効果的に大きく濾過されると，そのエックス線の平均エネルギーは非常に高くなる．これが逆投影されると線状のアーチファクトが現れる．この線質硬化アーチファクトは，歯科修復物がエックス線不透過性をもつため，非常によく生じる(図 4-7).

撮影中でも，線質硬化アーチファクトの生じる領域を減らすことができる．下顎骨を撮影するときは上顎の修復物を離し，咬合平面が床に平行であることを確認する．こうすると，すべての線状のアーチファクトが同じ平面上に現れ，画像全体が劣化しなくなる．

パーシャルボリューム効果(部分容積効果)

コントラストの高い構造物が検出器のピクセルサイズより小さい場合，その構造物に対応するピクセル全体が塗りつぶされるため，実際より大きく見えてしまう．

たとえば，撮影時のボクセルサイズよりも小さいガッタパーチャの断片などは実際よりも大きく見える．一方で，検出器のピクセルサイズより小さくコントラストの低い構造があると，減衰が大きい領域で平均化されてコ

Chapter 4

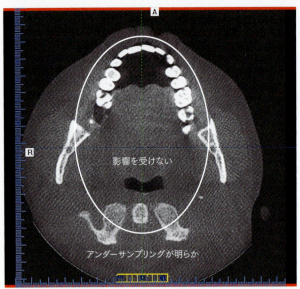

図 4-9 エイリアシングアーチファクト．
不十分なサンプリングによるアーチファクトは，湾曲して膨れたスピンドルラインとして現れることがある．スキャンの周辺に向かうほど目立ち，中央部分は影響を受けない．

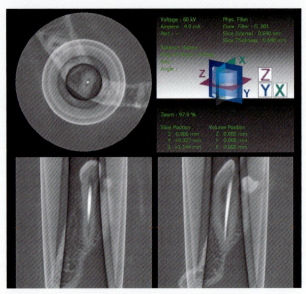

図 4-10 リングアーチファクト．
検出器の素子の欠陥によりリングが生じている．欠陥が検出器プレートにある場合は，回転中心の周りに現れ移動しない．

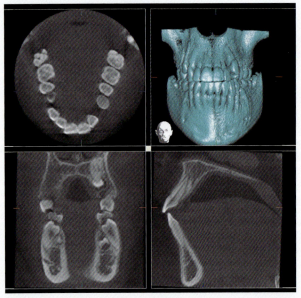

図 4-11 モーションアーチファクト．
下顎骨唇側の皮質骨が二重になって見える．

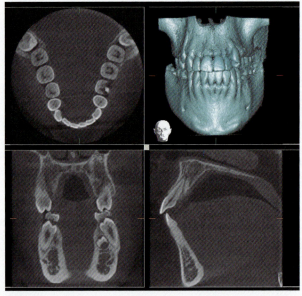

図 4-12 モーションアーチファクトは，180°スキャンしたデータから再構成されたときに減少した．

ントラストが減少するため，まったく像が見えなくなることもある（図4-8）．したがって，装置のボクセルサイズを小さくすることにより，パーシャルボリューム効果を最小限に抑えることができる．

エイリアシングアーチファクト

すべての画像検査法において，正確性や再現性を確保するために，検査対象は一定間隔でサンプリング[訳注6]されなければならない．

[訳注6] サンプリング：アナログ信号をデジタル信号情報にする際に，画像の「位置のアナログ情報」を適切な間隔で読み取る操作である．この間隔を「サンプリング間隔」といい，これが小さいほどアナログ情報に近くなる．しかし情報量が多くなることから，計算処理時間やデータ保管は不利になる．このため，「サンプリング定理」によって求められる適切な値（情報の損失や歪みを生じさせない値）で，サンプリングが行われる必要がある．

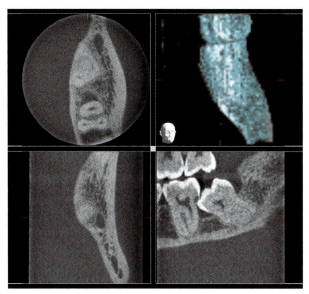

図 4-13 量子ノイズ．
コントラストと空間分解能がどのように影響を受けているかに注目．下顎左側第三大臼歯抜歯前の診断に，ノイズが多いままの画像が用いられている．微小骨折を探したくても，画像全体の灰色の斑点が「曇り」となり，コントラストと空間分解能を低下させている．

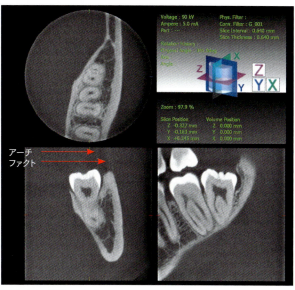

図 4-14 構造ノイズ．
垂直の線はアーチファクトである（赤矢印）．

たとえば，飛行機のプロペラや車輪のような動きの速い対象をビデオ録画する場合に，速度が増加するとある時点からプロペラや車輪がゆっくりと逆回転するように見える．これは，カメラのフレームレートが，プロペラや車輪が回転するスピードよりも遅いためである．

CBCTにおいて必要なサンプリング間隔は，検出器のピクセルサイズである．

エックス線ビームは円錐形で照射されるため，光源から最も遠い対象物のどの部分が損なわれているかやその程度の確認は難しくない．そのため，エイリアシングアーチファクトは走査された対象物の周囲で最もよく見られ，モアレパターンとして知られている（図4-9）．

モアレパターンはCBCTでは必然的に生じる模様であり，削除することはできない．幸いにもそれらは画像の周辺部のみに観察され，小照射野のCBCTではほとんど目に見えない．

リングアーチファクト

リングアーチファクトは，検出器プレートの障害，つまり検出器の欠陥のある領域やピクセルがデータを記録しない，あるいは過剰記録する不具合によって起こる．QAにより迅速かつ容易に検出器の欠陥を明らかにすることができるため，CBCTでリングアーチファクトを見ることはまれであるが，検出された場合は装置の再キャリブレーションまたは修理が必要である（図4-10）．

モーションアーチファクト

モーションアーチファクトについては「体動によるぶれ（movement unsharpness, Chapter 3 参照）」で議論されているが，両者は類似している．

ノイズ

ノイズは像をぼかし，コントラストや解像度，シャープネス（鮮鋭度）を低下させて画像を劣化させる．

ノイズの発生についてはChapter 2，3で説明している．量子ノイズは，検出器で検出される光子の数を増やすことで最小化される（管電流あるいは管電圧を増加させる）．電子ノイズは，より良いハードウェアを使用することで最小限に抑えられる．構造ノイズは，通常のQAにより低減することができる（図4-13，4-14）．

表4-4　画像表示モニタの必要条件

	最低条件	推奨条件
ディスプレイの解像度（ネイティブ画素）	≧1280×1024（～1.3メガピクセル）	≧1500×2000（～3メガピクセル）
ディスプレイのサイズ（対角）	≧17	≧20
最大輝度	≧170cd/㎡	≧500cd/㎡
コントラスト比	≧250：1	≧500：1
キャリブレーション	GSDF※の10％以内	GSDF※により調整
ビットデプス	8bit グレースケール（24bitカラー）	10bit グレースケール
ディスプレイ用インタフェース	デジタル方式（VGA，HDMI，isplayport）	デジタル方式
画素欠陥	Class 2：100万分の2	Class1：欠陥なし

※GSDF：グレースケール標準表示関数

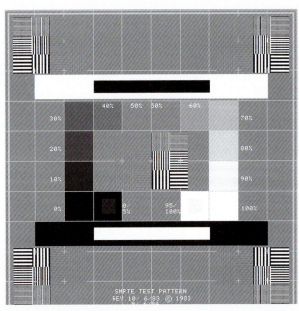

図4-15　SMPTEテストパターン．

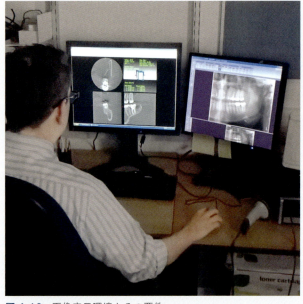

図4-16　画像表示環境とその要件．
・反射を起こすような天井ライトや窓がないこと
・医療用高精細モニタを使用すること
・暗い場所であるが，真っ暗ではないこと
・人間工学的に配慮されたコンピュータとマウスを使用すること

アーチファクトの概要

　CBCTには，撮影時の患者，検出器，および各撮影対象の固有の問題が原因で，アーチファクトが生じる．すべてのアーチファクトを除去することはできないが，演算能力の向上にともない，より多くのアーチファクトを減らすことができる．

　CBCTの解釈のためには，さまざまなアーチファクトについて，それらがどのように引き起こされ，どのように見えるかについての正しい知識が不可欠である．

画像の表示と保存

PACS

PACS（picture archiving and communication systems）は，医用画像の保管管理システムの略称である．デジタルエックス線撮影を使用する病院や施設にはすでに何らかのPACSが導入されているであろうが，CBCTとは互換性がない場合がある．ただ幸いにも，CBCT装置には非常に優れたソフトウェアが付属していることが多い．

PACSは，ワークフローを効率化するために他のソフトウェアプログラム，たとえば患者情報データベースやレポートソフトウェアとの連携が可能である．

CBCT装置をほとんど使わない場合は不要だが，手動で入力したデータがすべてのシステムに合うかを確認するためには，十分な注意が必要である．

DICOM

画像は，DICOM（digital imaging and communication in medicine）形式で保存されることが多い．DICOMは医用画像を正しく標識化するための世界的な規格である．DICOMファイルには，次のような膨大な情報が含まれている．

- 患者の詳細（氏名，生年月日，IDなど）
- 撮影パラメータ（管電圧，管電流，スキャン時間，取得時間，データ量）
- 一般的要素（時間，日付，院名）

画像表示モニタ

良質なモニタと良好な観察条件が不可欠である．

CBCT装置が正しくセットアップされ高画質の画像が得られても，画像表示モニタの品質が悪いと有益な情報が失われ，画像が役に立たなくなる．

英国王立放射線科専門医会（RCR）は，一次診断に専用の医療用モニタを使用することを推奨している．外科処置などでの二次的な観察には，PC汎用モニタを使用することが認められている．

RCRによる画像表示モニタの基準について，**表 4-4**に概説する．

高品質な汎用モニタは，歯科医師が歯科用の単純フィルム画像を観察する目的であれば許容範囲となるが，CBCTではより高品質のモニタが推奨される．モニタの表示性能を確認するには，SMPTEテストパターンをダウンロードし，画像表示モニタで使用する（**図 4-15**）．調整ずみの高品質のモニタ上では，0および100％の範囲内に，それぞれ5および95％の小さめの輝度パッチが確認できるとともに，さらに四隅と中央にあるすべてのラインパターンも見える必要がある．

照明や明るさの条件

暗い環境で画像を見ることも重要である．歯科処置の現場では，画像を正しく観察するにはあまりに多くの光があり過ぎる．処置に際して画像を患者に示すことは治療の説明法として好ましいものであろうが，明るすぎる環境は，所見の説明には理想的ではない．

研究によると，300ルーメン未満の範囲の暗めの照明が，多くの情報を収集するのに理想的な観察条件である（**図 4-16**）．

画像の保存

CBCTの使用に際して，データ保護の遵守が不可欠である．コンピュータはすべてパスワードで保護され，メインコンピュータから取り出されたデータは暗号化する必要があり，暗号化されたUSBに移すか，暗号化されたファイルをCDに書き込む必要がある．

また患者の画像を転送する場合は，送信者と受信者の両方が保証された電子メールシステムを使用していない限り，安全とはいえない．

トレーニングの要件

医療被曝に関しては，IRR99とIRMER2000という放射線の利用についての規則がある．それにはさらにCBCTの使用，正当化および報告書作製の研修ガイドラインについて述べられている．

CBCT撮影をオーダーする立場の歯科医師は，「レベ

「レベル1」のCBCT研修コースに参加し，12時間以上の実践的または理論的な研修を受けるべきである．

CBCTの正当化と報告書作製までを行う歯科医師は，「レベル1」のコースを完了後，さらに理論について12時間以上，実践を12時間以上行う研修を修了すべきである．

本稿では，「レベル1」に相当する基礎知識と理解すべき内容を提示したが，読者それぞれの国のエックス線やCBCTの使用に関する規制や法律を理解する必要もある．

著者らは，欧州歯顎顔面放射線学会の研修ガイドライン[2]（上記はこれを改変したものである）を熟読するとともに，追加研修の修了を強く推奨する．英国では国家認証も検討されているが，現時点では必須ではない．

CBCT特有の規制

英国におけるエックス線の使用に関する法律は，別の文書にて広く網羅されているが，しかし，2つの領域では，CBCTに関する法律やガイドラインは，その他の歯科エックス線撮影に関するものとわずかに異なる．

機器の故障や過度な照射が生じ，患者へ照射した線量が意図した量よりも10倍多くなった場合，英国の衛生安全委員会事務局（HSE）に通知しなければならない．CBCT以外の歯科用エックス線写真では，報告義務のある線量は20倍である．どんな過度照射も現地調査されるべきである．

すべてのエックス線検査は，品質のために等級区分されていなければならず，少なくとも95％のCBCTは「グレード1（診断学的に許容可能）」でなければならない．CBCTのうち最大5％は「グレード2（診断学的に容認されない）」に入る．

画像の評価

画像はすべて，3つの各断面（軸位断，冠状断，矢状断）で評価しなければならない．また各歯根は，まっすぐに立てた状態で観察すべきである．

また，CBCTユーザーは適切な訓練を受けることが不可欠である．

撮影した画像の読影が，撮影の指示あるいは撮影を行った臨床医の能力を超えていた場合，放射線専門医へ放射線学的レポートを依頼する必要がある．

参考文献

1. Allisy-Roberts P, Williams J. Farr's Physics for Medical Imaging, ed 2. London, UK: Elsevier, 2007.
2. Brown J, Jacobs R, Jäghagen EL, Lindh C, Baksi G, Schulze D, Schulze R; European Academy of DentoMaxilloFacial Radiology. Basic training requirements for the use of dental CBCT by dentists: a position paper prepared by the European Academy of DentoMaxilloFacial Radiology. Dentomaxillofac Radiol 2014;43:20130291.
3. European Society of Endodontology, Patel S, Durack C, Abella F, Roig M, Shemesh H, Lambrechts P, Lemberg K. European Society of Endodontology position statement: the use of CBCT in Endodontics. Int Endod J 2014;47:502–504.
4. Holroyd JR, Gulson AD. The Radiation Protection Implications of the use of Cone Beam Computed Tomography in Dentistry – What You Need to Know. HPA guidance document, 2009.
5. NRPB guidelines. Dental practitioners: safe use of x-ray equipment. Public Health England, 2001.
6. Pauwels R, Beinsberger J, Collaert B, Theodorakou C, Rogers J, Walker A, Cockmartin L, Bosmans H, Jacobs R, Bogaerts R, Horner K; SEDENTEXCT Project Consortiuml. Effective dose range for dental cone beam computed tomography scanners. Eur J Radiol 2012;81:267–271.
7. Shaw C. Cone Beam Computed Tomography. New York, NY: CRC Press, 2014.
8. Wall B, Haylock R, Jansen J, Hillier M, Hart D, Shrimpton P. Radiation risks from medical X-ray examinations as a function of the age and sex of the patient. HPA-CRCE-028. Chilton: HPA, 2011.
9. Whaites E, Drage N. Essentials of Dental Radiography and Radiology, ed 5. London, UK: Churchill Livingstone, 2013.

Chapter 5
CBCT像で見る顎顔面領域の解剖学

Cindy Verdegaal, Hagay Shemesh
翻訳：浦羽真太郎〔昭和大学歯学部 歯科保存学講座 歯内治療学部門〕

はじめに

歯科用コーンビームCT（以下CBCT）は，上顎骨や下顎骨といった硬組織の描出に優れた画像検査法である．しかし，医科用CTと比較すると撮影に用いる放射線量が少ないため濃度分解能が低く，軟組織の描出には向いていない．CBCTを用いて撮影された構造物は，三次元的に画像の再構成を行うことで，任意の断面で観察が可能となる．通常，冠状断・矢状断・軸位断の3つの断面画像を用いて撮影対象の観察を行う（図5-1）．

本稿では，顎顔面領域における解剖学的構造について解説を行う．

上顎骨および口蓋骨の解剖学的形態

左右2つの上顎骨は，上顎の歯槽骨および顔面骨格の中央部分を形成する．上顎骨は下顎骨を除く他のすべての顔面頭蓋骨と癒合しているが，癒合部は，骨折線と混同しないよう注意が必要である．左右側の上顎骨口蓋突起は，正中口蓋縫合で癒合する（図5-2）．口蓋骨水平板は上顎骨口蓋突起の後縁で横口蓋縫合によって癒合し，硬口蓋を形成する．

口蓋骨水平板は硬口蓋の後縁を形成し，上面は鼻腔底をなす．大口蓋孔は水平板下面の外側上顎骨縁前方に開き，下行口蓋動脈と大口蓋神経が交通する．大口蓋孔は通常，上顎第三大臼歯の側方に位置する．CBCT画像では正円形あるいは楕円形の透過像として描出される（図5-3）．

鼻腔下面では，左右の上顎骨が合わさり前鼻棘という凸状の構造を形成する（図5-4）．この構造は上顎前歯の上方および後方に位置しており，矢状断で明瞭に観察が可能である．

上顎切歯根尖の後方には，正中口蓋縫合上に漏斗状の透過像として，切歯孔が観察可能である（図5-5）．左右の切歯管は合流して切歯孔で開口する．切歯管は縦方向に上顎頬側面と平行に走行し，下行口蓋動脈の終枝と鼻口蓋神経が通過する．

左右の口蓋骨の後縁は中央の縫合部で後方に突出し，前後的な位置としては上顎大臼歯より後方で，後鼻棘と呼ばれる棘状の突起を形成する（図5-4，5-5）．

上顎骨前頭突起は眼窩の下壁をなし，やや下方には眼窩下孔がある．眼窩下神経および眼窩下動脈は眼窩下管内を走行し，この眼窩下孔より顔面に出る．眼窩側壁は頬骨によって形成される（図5-6）．

上顎骨前頭突起は上顎骨体から前頭骨に向かって上方に伸び，鼻梁の側面を形成する．歯内領域で用いる小照射野（field of view：FOV）でのCBCT撮影において描出されることは稀であるため，本稿では割愛する．

また上顎骨前頭突起は，鼻腔の外側壁をなすとともに，眼窩から上顎歯にかけて上顎洞の内側縁を形成している．上顎骨頬骨突起は側方で頬骨弓と癒合する（図5-7）．

外鼻および鼻腔の解剖学的形態

鼻（外鼻）は，その大部分を鼻軟骨によって構成されており，CBCT画像には明瞭に描出されない．骨性の部分は1対の鼻骨によって形成されている．鼻骨は薄く長

Chapter 5

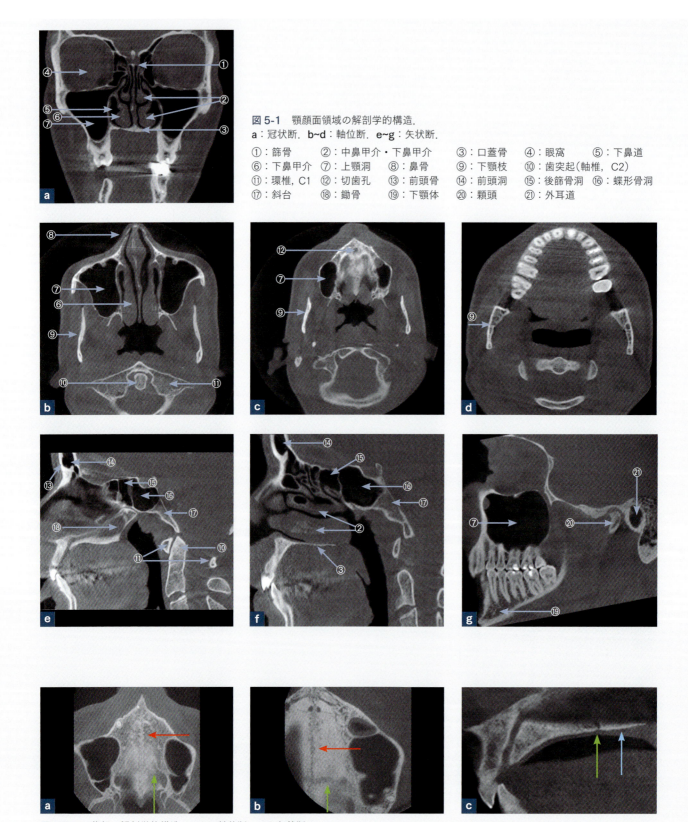

図5-1 顎顔面領域の解剖学的構造.
a：冠状断. b〜d：軸位断. e〜g：矢状断.
①：篩骨 ②：中鼻甲介・下鼻甲介 ③：口蓋骨 ④：眼窩 ⑤：下鼻道
⑥：下鼻甲介 ⑦：上顎洞 ⑧：鼻骨 ⑨：下顎枝 ⑩：歯突起（軸椎, C2）
⑪：環椎, C1 ⑫：切歯孔 ⑬：前頭骨 ⑭：前頭洞 ⑮：後篩骨洞 ⑯：蝶形骨洞
⑰：斜台 ⑱：鋤骨 ⑲：下顎体 ⑳：顆頭 ㉑：外耳道

図5-2 口蓋部の解剖学的構造. a, b：軸位断. c：矢状断.
赤矢印は正中口蓋縫合, 緑矢印は横口蓋縫合, 青矢印は口蓋骨水平板を示す.
左右の口蓋突起は正中口蓋縫合で癒合し, 透過像に囲まれた辺縁不整な不透過像, あるいは単独の透過像として観察される.

5 CBCT像で見る顎顔面領域の解剖学

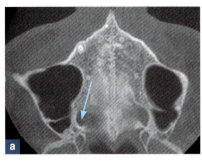
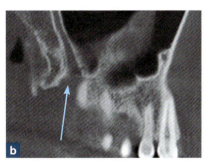
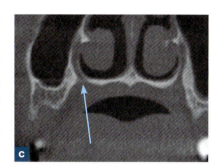

図5-3　上顎の解剖学的構造．a：軸位断．b：矢状断．c：冠状断．青矢印は大口蓋孔を示す．

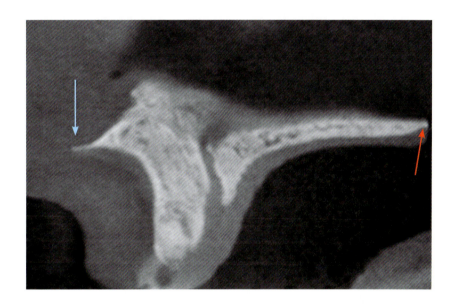

図5-4　上顎正中部の矢状断画像．
青矢印は前鼻棘，赤矢印は後鼻棘を示す．

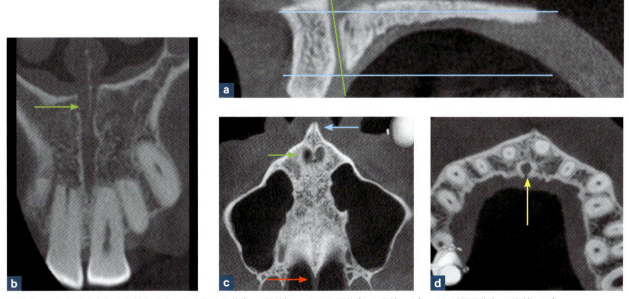

図5-5　a：上顎正中部の矢状断画像．b：断面画像（aの緑線）．c：断面画像（aの青線・上）．d：断面画像（aの青線・下）．
緑矢印は切歯管，黄矢印は切歯孔，青矢印は前鼻棘，赤矢印は後鼻棘を示す．

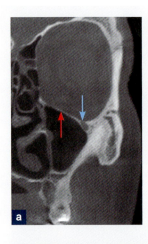
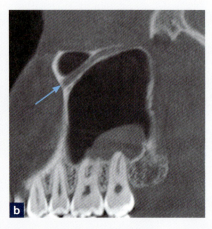

図 5-6　上顎の解剖学的構造．a：冠状断．b：矢状断．青矢印は眼窩下孔，赤矢印は上顎骨前頭突起を示す．

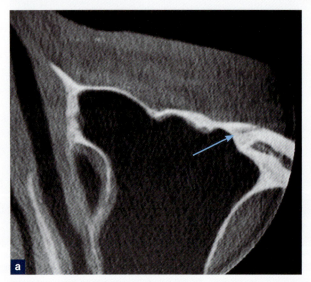
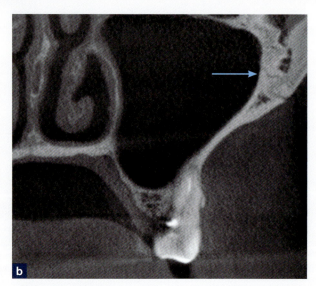

図 5-7　上顎骨頬骨突起と頬骨弓の癒合部．癒合部が透過性の構造として観察される（青矢印）．
a：軸位断．b：冠状断．

方形をしており，正中でお互いが癒合し，鼻梁を形成する．鼻骨の形態・大きさには個人差が大きく，上部で前頭骨と，側方で上顎骨と，後方で篩骨と癒合している（図5-8）．

　鼻腔は，その上壁を篩骨が，下壁（鼻腔底）を上顎骨口蓋突起および口蓋骨が形成する．篩骨の上鼻甲介，中鼻甲介，口蓋骨垂直板および下鼻甲介が鼻腔側壁を形成しており，鼻腔側壁の凹面はそれぞれ上鼻道，中鼻道，下鼻道である．鼻甲介は気道に突き出るような細長く湾曲した骨棚を形成し，CBCT画像ではエックス線透過性の構造として描出される（図5-9）．

　鼻腔内部は鼻中隔によって左右に仕切られる．鼻中隔下部は鋤骨，上部のより密度の低い部分は篩骨垂直板によって形成される（図5-10）．

上顎洞の解剖学的形態

　上顎洞は，周囲を上顎骨に囲まれ，内面は粘膜で覆われた空洞である．周囲には眼窩，上顎歯，鼻腔，頬骨突起が存在する（図5-9）．洞内腔は，思春期から身体発育が終了するころまで大きくなり，歯の喪失後さらに拡大する[15]．

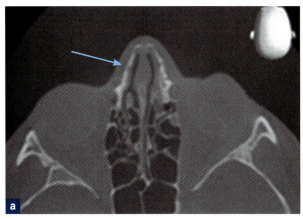
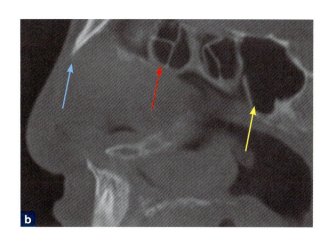

図 5-8　外鼻および鼻腔の解剖学的形態．a：軸位断．b：矢状断．
青矢印は鼻骨，赤矢印は篩骨，黄矢印は蝶形骨を示す．

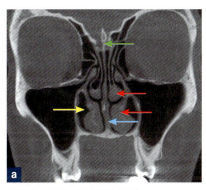
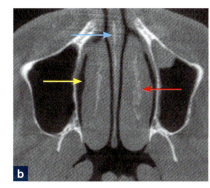
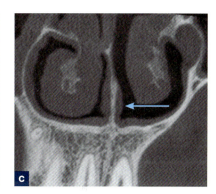

図 5-9　鼻腔の解剖学的形態．
a：冠状断（上顎大臼歯部）．b：軸位断．c：冠状断（上顎前歯部）．
緑矢印は篩骨，上の赤矢印は中鼻甲介，下の赤矢印は下鼻甲介，黄矢印は下鼻道，青矢印は鋤骨を示す．

　上顎小臼歯および大臼歯の根尖は上顎洞に近接している．周辺部の皮質骨および海綿骨の厚み，歯根の傾斜や周囲の顎骨との関係は，CBCT 画像によって正確に調べることが可能である．

　一般に，上顎第二大臼歯の近心頬側根が上顎洞底部に最も近接しているといわれている[2,4,9]．歯の根尖と上顎洞との間には薄い骨が介在し，歯根が上顎洞内に突出するような形態をとる．そのため，歯根と上顎洞との解剖学的な位置関係は，骨内での歯の植立部位・方向と，上顎洞底の位置に大きく影響される．CBCT 画像上で，根尖から上顎洞底部までの距離を測定する場合，その値はどの断面画像上で測定を行うかによって異なり，冠状断では矢状断と比較して高い値を示す[1]．根尖と上顎洞との関係が近接した複雑なものであることから骨の厚みを過大評価してしまい，結果として偶発症のリスク（根管洗浄液や充填材の溢出，外科的歯内療法時における上顎洞穿孔など）を増大させる可能性があることに注意すべきである（図 5-11）．

　上顎洞ではしばしば中隔の出現が認められ，主に大臼歯部に好発することが知られている．この点について，上顎洞の解剖学的形態を CBCT 画像を用いて評価した結果，患者全体の 47％，上顎洞の 33.2％で中隔の出現

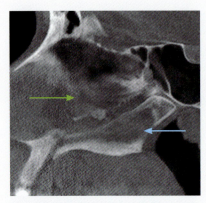 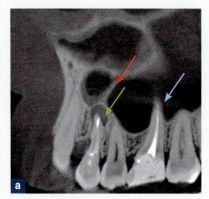

図 5-10　正中部での矢状断画像による鼻腔の観察．
青矢印は鋤骨，緑矢印は篩骨垂直板を示す．

図 5-11　上顎洞と根尖との関係．
a：矢状断．b：冠状断．
緑矢印は上顎左側第一小臼歯に関連した根尖部透過像，青矢印は上顎左側第一大臼歯近心頬側根からの根管充填材の溢出，赤矢印は上顎洞内の中隔を示す．

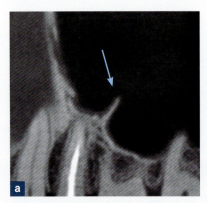 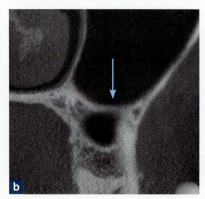 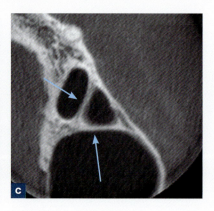

図 5-12　上顎洞内に出現する中隔（青矢印）の観察．
a：矢状断．b：冠状断．c：軸位断．

が認められたという報告がある（**図 5-12**）[7]．

上顎洞粘膜に肥厚が認められる場合，2 mm 以下なら正常の範囲内[11]，2 mm 以上であれば上顎洞炎の状態にある（**図 5-13**）[6, 16]．上顎洞粘膜は，近接する歯の根尖性歯周炎で肥厚するのみならず，年齢とともに厚さを増し，男性では女性より厚い傾向がある（**図 5-14**）[14]．

上顎歯槽骨の解剖学的形態

上顎骨歯槽突起（歯槽骨）には，上顎の歯群が歯列弓をなしている．この歯槽突起は，固有歯槽骨と支持歯槽骨に大きく分けることができる．

支持歯槽骨は，皮質骨と海綿骨によって構成される．皮質骨は，歯槽突起の頬側および口蓋側に存在する厚みのある緻密骨で，層板構造をなす．線維走行方向が異なる線維性の骨が層状に積み重なることで，骨に高い強度をもたらしている．

海綿骨の骨梁構造は形状，大きさ，厚さとも多様であり，円柱状から不規則な薄板状までさまざまな形態を呈する．骨梁は皮質骨を貫通することはなく，骨内で骨髄腔を相互に連結している．上顎骨は他の骨と比較して，より小型で多数の骨梁で構成されている（**図 5-15**）．

固有歯槽骨は，歯根および歯根膜が入り込んだ陥凹部の内壁をなす薄い緻密骨で，フォルクマン管が歯根膜に

5 CBCT像で見る頭顔面領域の解剖学

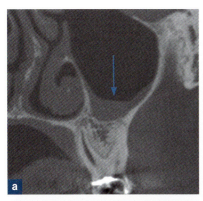
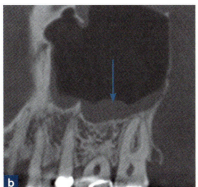
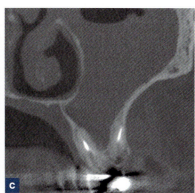
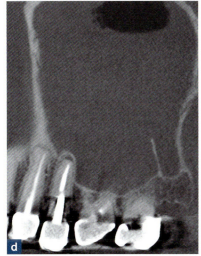

図 5-13　上顎洞における粘膜の肥厚．
a：冠状断．b：矢状断．c：冠状断．
d：矢状断．
青矢印は軽度の粘膜肥厚を示す．
上顎洞全体に及ぶ重度の粘膜肥厚，
上顎洞炎が認められる．

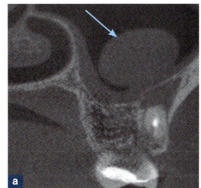

図 5-14　上顎洞における粘膜の肥厚．
a：冠状断．b：矢状断．
青矢印は上顎洞底部のポリープ状の粘膜肥厚，黄矢印は上顎洞底部の粘膜肥厚，緑矢印は上顎左側第一大臼歯の根尖部透過像を示す．

向かい多数開口している．歯根膜からはシャーピー線維が入り込んでいるため，皮質骨には及ばないものの，海綿骨よりはるかに高密度となっている．この構造の違いは，CBCT画像上では不透過性の違いとして描出される．また，固有歯槽骨は歯根膜腔の外側に歯槽硬線（白線）として観察される（図5-16）．

上顎歯の解剖学的形態

　エナメル質は，最もエックス線不透過性の高い像として描出される．象牙質はエナメル質よりハイドロキシアパタイトの含有量が少なく，そのため不透過性も低くなる．歯髄組織はエックス線透過像として描出される．
　CBCT画像上で歯髄組織の観察を行うと，同部に石灰化が認められることが多い．髄室や根管内において石灰化が亢進していると，根管治療をより困難にする可能性があるため，臨床的に重要な所見となる．歯髄組織の石灰化部位は，CBCT画像上で髄室あるいは根管内のエックス線不透過像として観察される（図5-17）．

下顎骨の解剖学的形態

　下顎骨は顔面を構成する頭蓋骨の中で最も大きく，また最も構造的に丈夫である．歯内療法（非外科的・外科的）

Chapter 5

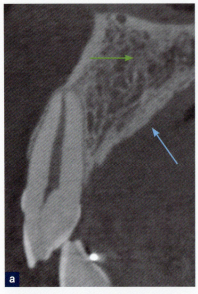
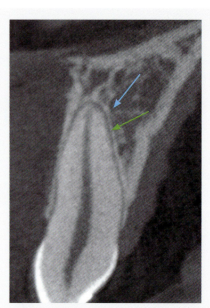

図 5-15 上顎歯槽骨の解剖学的形態.
a：上顎右側中切歯の矢状断. b：上顎右側中切歯～側切歯の歯列並行断.
緑矢印は海綿骨における骨梁構造, 青矢印は口蓋側の皮質骨, 赤矢印は上顎右側中切歯の栄養管を示す.

図 5-16 上顎歯槽骨の解剖学的形態. エナメル質が最も不透過性が高く描出される. 緑矢印は歯槽硬線, 青矢印は固有歯槽骨を示す.

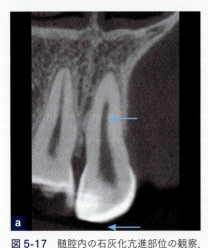
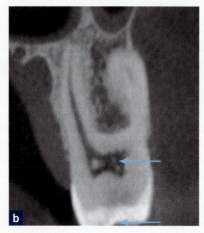
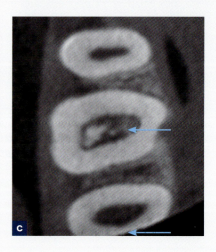

図 5-17 髄腔内の石灰化亢進部位の観察.
a～c：石灰化の亢進部位および歯髄結石が観察可能である.

を行ううえで特に重要な解剖学的構造は，下顎管とオトガイ孔の2つである．下顎骨の構造は上顎骨より単純であり，構造体同士の重なりは少なく，内包する洞も存在しない．

下顎骨の中央部の表面には下顎結合がわずかな隆線として認められる．これは，身体における他の癒合部と同様に，左右の下顎骨体における線維性軟骨結合が癒合し，骨結合となった名残である．下顎骨の形態は年齢によって変化する．主要な変化については表5-1に示す．

下顎骨は，下顎枝と下顎体に分けることができる（図5-18）．下顎枝については，顎関節症の治療，顎顔面外傷に対する外科処置，あるいは骨移植時の骨採取などの際には，その形態を十分に考慮する必要があるが，歯内療法においては，下顎枝との関連は乏しい．以下，下顎体についての解説を行う．

下顎骨の外面には，生後約1年で左右の下顎骨体が癒

図 5-16 下顎の構造.

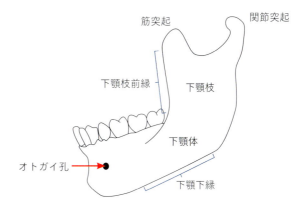

表 5-1 加齢とともに下顎骨に生じる経時変化

	下顎管	オトガイ孔	下顎角	下顎頭	その他
出生時 ▼	・太い ・骨下縁に近い	・第一乳臼歯の根尖周辺に開口	・約 175°	・筋突起より下方 ・下顎体の高さ	
出生後 ▼	・顎舌骨筋線のやや上方へ移動	・第二小臼歯の根尖下部に開口	・140°以下 ・出生時より鈍角ではなくなる	・筋突起よりやや上方	・永久歯が新たに 3 本萌出するため,下顎体は水平方向に伸長する
成 人 ▼	・顎舌骨筋線とほぼ平行になる	・下顎体の中ほどの位置に開口	・約 120° ・下顎体に対し下顎枝は垂直に近くなる ・下顎切痕がより深くなる	・筋突起より低位	・歯槽骨の厚みが下顎体全体でほぼ均一になる
老年期	・細くなる ・歯槽骨の近くに位置する	・歯槽骨頂付近に開口	・約 140°	・後方に偏位	・歯の喪失にともない,歯槽骨の喪失が起こる

合して形成される縫合に由来する隆線があり,オトガイ隆起およびオトガイ結節を形成する.また,縫合の両側,切歯の下部にはオトガイ筋および口輪筋の起始部となる切歯窩がある.

下顎両側第二小臼歯の下部,下顎体の高さ中央付近にオトガイ孔があり,オトガイ神経およびオトガイ動静脈が通る.またオトガイ結節から後上方に向かって外斜線が走行し,下唇下制筋等の起始となる.

下顎体の舌側面は凹状になっており,正中癒合部の下縁付近にはオトガイ棘と呼ばれるオトガイ舌骨筋の起始となる突起がある.オトガイ棘の数にはバリエーションがあり,欠損している場合も認められる(図 5-19).

舌下動脈は舌動脈の主要な枝のひとつであり,下顎骨内へは舌側孔より入る(図 5-20).舌側孔は下顎前歯部から小臼歯部にかけてしばしば出現するため,下顎前歯部および小臼歯部の外科的歯内療法を行う際には注意す

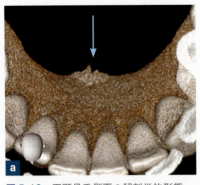 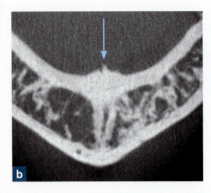 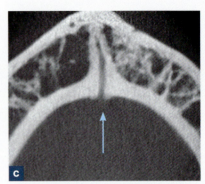

図 5-19　下顎骨舌側面の解剖学的形態．
a：下顎骨内面の三次元再構成画像．青矢印はオトガイ棘を示す．
b：軸位断．青矢印は下顎結合部を示す．
c：軸位断．青矢印は舌側孔を示す．

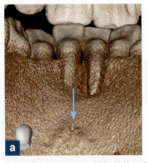 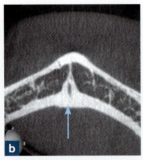 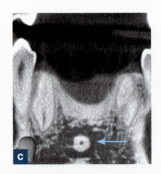 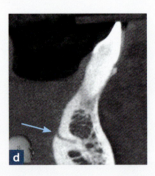

図 5-20　舌側孔の解剖学的形態．青矢印は舌側孔を示す．
a：下顎骨の三次元再構成画像の舌側面観．b：軸位断．c：冠状断．d：矢状断．

べき解剖学的構造である．口内法エックス線写真やパノラマエックス線写真では構造の検出が困難であることが多いため，CBCT画像による精査が重要である．

下顎管の解剖学的形態

　下顎管は，下顎孔から下顎枝内を前下方に，また下顎体にて歯槽下を前方に向かい，下歯槽神経および下歯槽動静脈がその内部を走行する．下顎小臼歯の前方で切歯方向へ向かう下顎切歯管と呼ばれる枝を出し，オトガイ孔から頬側へと開口する．

　パノラマエックス線写真では，撮影の際，反対側の下顎枝や咽頭が重なって写ってしまうため，下顎管の描出が困難となる場合がある．

　また，下顎管は第二小臼歯や大臼歯の根尖に近接する位置を走行することがある（図 5-21）[5, 13]．根管洗浄液や根管充填材が根尖から溢出し，下顎管内に入り込んで直接下歯槽神経を傷害してしまう可能性があるため，十分注意しなければならない[3, 10]．

　根尖と下顎管との距離は，年齢や性別の影響を受けるとされ，その距離は女性の方が短く[13]，年齢とともに増大する傾向にある[5]．

　下顎管は，薄い内壁によって内腔が二分，三分することがある．以前はパノラマエックス線写真が唯一の検査法であったため，二分，三分形態は非常に発生頻度が低いものとされてきたが，今日ではおよそ20％の頻度で認められるとされている（図 5-22）[12]．

オトガイ孔の解剖学的形態

　下歯槽神経の終末枝はオトガイ孔の前下方を通り，切歯枝を分岐した後，後上方へ向かいループし，オトガイ

CBCT像で見る顎顔面領域の解剖学

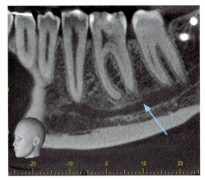
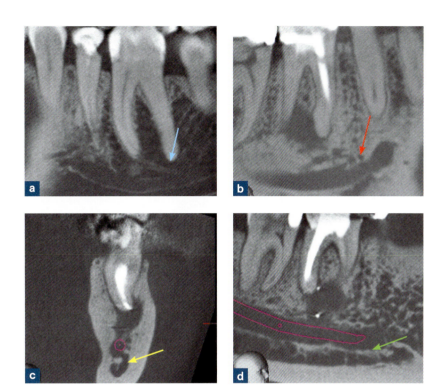

図 5-21　下顎管の解剖学的形態.
青矢印は下顎管を示す．小臼歯と大臼歯根尖の下方に明瞭なエックス線透過像として観察される．

図 5-22　下顎管の変異形態.
a, b：矢状断．青・赤矢印は分岐した下顎管を示す．
c：冠状断．黄矢印は二分形態をとる下顎管を示す．
d：矢状断．緑矢印は二分形態の下顎管内の隔壁を示す．

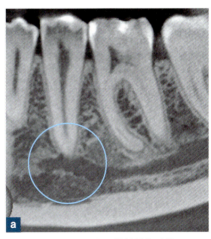
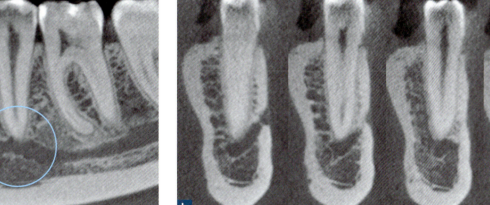

図 5-23　オトガイ孔の解剖学的形態.
a：矢状断．青丸で囲まれたエリアはオトガイ孔の位置を示す．
b：冠状断．遠心(左)から近心(右)に向かう．下歯槽神経が皮質骨や海綿骨内を走行する様相が確認できる．

孔を通りオトガイ神経として周辺部軟組織の知覚に関与する(図 5-23)．この解剖学的特徴は，「下顎管前方ループ」と呼ばれる(図 5-24)[17]．第二小臼歯の根管治療を行う場合は，根尖がオトガイ孔に近接していることに十分注意する必要がある[8]．

下顎歯槽骨の解剖学的形態

下顎歯群が釘植されている歯槽骨は，上顎における歯槽骨と同様の構造を示す．CBCT画像上では，栄養管が観察できることもある(図 5-25)．

Chapter 5

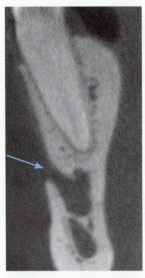

図5-24 オトガイ孔の解剖学的形態．冠状断画像，青矢印はオトガイ孔の開口部を示す．

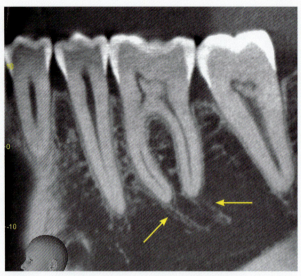

図5-25 下顎歯槽骨の解剖学的形態．下顎左側大臼歯部の矢状断画像，黄矢印は栄養管を示す．

まとめ

　CBCTを用いることで，周囲の構造物との重なりを排除し，三次元的に正確な描出を行うことができ，さまざまな解剖学的構造をより正確に知ることができる．臨床医は，個々のケースにおけるCBCT異常像を正確に把握するために，まずは正常な解剖学的構造について十分理解する必要がある．

参考文献

1. von Arx T, Fodich I, Bornstein MM. Proximity of premolar roots to maxillary sinus: a radiographic survey using cone beam computed tomography. J Endod 2014;40:1541–1548.
2. Eberhardt JA, Torabinejad M, Christiansen EL. A computed tomographic study of the distances between the maxillary sinus floor and the apices of the maxillary posterior teeth. Oral Surg Oral Med Oral Pathol 1992;73:345–346.
3. Gambarini G, Plotino G, Grande NM, Testarelli L, Prencipe M, Messineo D, Fratini L, D'Ambrosio F. Differential diagnosis of endodontic-related inferior alveolar nerve paraesthesia with cone beam computed tomography: a case report. Int Endod J 2011;44:176–181.
4. Jung YH, Cho BH. Assessment of the relationship between the maxillary molars and adjacent structures using cone beam computed tomography. Imaging Sci Dent 2012;42:219–224.
5. Kovisto T, Ahmad M, Bowles WR. Proximity of the mandibular canal to the tooth apex. J Endod 2011;37:311–315.
6. Lu Y, Liu Z, Zhang L, Zhou X, Zheng Q, Duan X, Zheng G, Wang H, Huang D. Associations between maxillary sinus mucosal thickening and apical periodontitis using cone beam computed tomography scanning: a retrospective study. J Endod 2012;38:1069–1074.
7. Neugebauer J, Ritter L, Mischkowski RA, Dreiseidler T, Scherer P, Ketterle M, Rothamel D, Zöller JE. Evaluation of maxillary sinus anatomy by cone-beam CT prior to sinus floor elevation. Int J Oral Maxillofac Implants 2010;25:258–265.
8. Ngeow WC. Is there a "safety zone" in the mandibular premolar region where damage to the mental nerve can be avoided if periapical extrusion occurs? J Can Dent Assoc 2010;76:a61.
9. Ok E, Güngör E, Colak M, Altunsoy M, Nur GB, Ağlarci OS. Evaluation of the relationship between the maxillary posterior teeth and the sinus floor using cone beam computed tomography. Surg Radiol Anat 2014;36:907–914.
10. Pogrel MA. Damage to the inferior alveolar nerve as the result of root canal therapy. J Am Dent Assoc 2007;138:65–69.
11. Rak KM, Newell JD 2nd, Yakes WF, Damiano MA, Luethke JM. Paranasal sinuses on MR images of the brain: significance of mucosal thickening. AJR Am J Roentgenol 1991;156:381–384.
12. Rashsuren O, Choi JW, Han WJ, Kim EK. Assessment of bifid and trifid mandibular canals using cone-beam computed tomography. Imaging Sci Dent 2014;44:229–236.
13. Sato I, Ueno R, Kawai T, Yosue T. Rare courses of the mandibular canal in the molar regions of the human mandible: a cadaveric study. Okajimas Folia Anat Jpn 2005;82:95–101.
14. Shanbdag S, Karnik P, Shirke P, Shanbdag V. Association between periapical lesions and maxillary sinus mucosal thickening: a retrospective cone beam computed tomography study. J Endod 2013;39:853–857.
15. Sharan A, Madjar D. Maxillary sinus pneumatization following extractions: a radiographic study. Int J Oral Maxillofac Implants 2008;23:48–56.
16. Vallo J, Suominen-Taipale L, Huumonen S, Soikkonen K, Norblad A. Prevalence of mucosal abnormalities of the maxillary sinus and their relationship to dental disease in panoramic radiography: results from the Health 2000 Health Examination Survey. Oral Surg Oral Med Oral Pathol Oral Radiol Endod 2010;109:e80–87.
17. Vujanovic-Eskenazi A, Valero-James JM, Sánchez-Garcés MA, Gay-Escoda C. A retrospective radiographic evaluation of the anterior loop of the mental nerve: comparison between panoramic radiography and cone beam computerized tomography. Med Oral Patol Oral Cir Bucal 2015;20:e239–245.

Chapter 6
根管の解剖学的形態を評価する

Francesca Abella, Shalini Kanagasingam
翻訳：興地隆史〔東京医科歯科大学大学院 医歯学総合研究科 口腔機能再構築学講座 歯髄生物学分野〕

はじめに

　歯の解剖学的形態には，歯種ごとにバリエーションが存在し，その理由として調査対象歯における人種，年齢，性別の相違を挙げることができる[12]．また，根管数，形状，湾曲，副根管の有無などのバリエーションは，診断のみならず臨床的対応をも困難とする[32,60]．歯内治療におけるリスク評価や治療計画策定を適切に行ううえで，根管の解剖形態を正しく認識することは不可欠である．

　現在のところ，根管形態を術前に評価するうえで，口内法エックス線検査が臨床的に最も適切な手段と考えられている[17]．ところが，この検査で得られる二次元的な画像では，歯列を近遠心平面上で観察することのみ可能であり，第三の次元にあたる頰舌平面における所見を認識することは困難である[46]．水平方向の偏心投影で追加撮影を行うこと（視差の原理の適用）により，口内法エックス線検査における診断率の向上がある程度期待されるが[13,60]，この方法によっても根管形態に関する情報が確実に得られるわけではない[29,53]．

　コーンビームCT（CBCT）では，三次元情報を含む画像を歯槽骨の重なりを除いた形で観察できることにより，上に述べた口内法エックス線検査の限界の打開が図られている．すなわち，CBCTで得られた画像情報から，根管系の本来の形態のみならず異常形態[1,66]についても詳細に認識することが可能となる．実際，CBCTが口内法エックス線検査（単一撮影もしくは偏心投影で複数回撮影）より高い根管検出能を示すことがしばしば報告されている[11,13]．CCDやイメージングプレートで得られたデジタル画像では，CBCTと比較して前歯・臼歯における根管検出率が40％低下したとする報告[37]もみられる．

　また，Neelakantanら[40]の抜去歯を用いた研究では，CBCTによる根管の解剖学的形態の観察が色素注入透明標本に匹敵する精度を示したと述べられている．Michettiら[39]は，CBCTによる再構成画像の所見が，比較基準として用いた同一歯の組織学的所見と高い相関を示すことを見出している．さらに，CBCTが歯の外形や内部構造の観察においてマイクロCTに近い精度を示すことも報告されている[14,43]．

　以上のような近年のエビデンスは，CBCTが根管の解剖形態を評価するうえで高い信頼性や精度を示すとの見解を強く支持するものである．

複雑な解剖学的形態

切歯，犬歯

　トルコ人の上顎中切歯，側切歯の形態をCBCTで解析した研究では，過剰根管の発現頻度を0.3~3.2％としており，さらに，2根管性の上顎犬歯が男性で3％，女性で1％に発現すること，2根管性の上顎切歯の頻度が男性で有意に高いことが述べられている[4]．

　下顎切歯は複雑な形態を示すことが知られており，過剰根管の頻度が40％に達したと報告されている[8]．この歯種では楕円形根管や扁平根管がしばしばみられるが，これらはいずれも根管清掃や根管充填が困難となりうる[63]．最近の研究においては，CBCTによる楕円形根管の検出率が，口内法エックス線検査と比較して有意に高値を示したことが確認されている[43]．

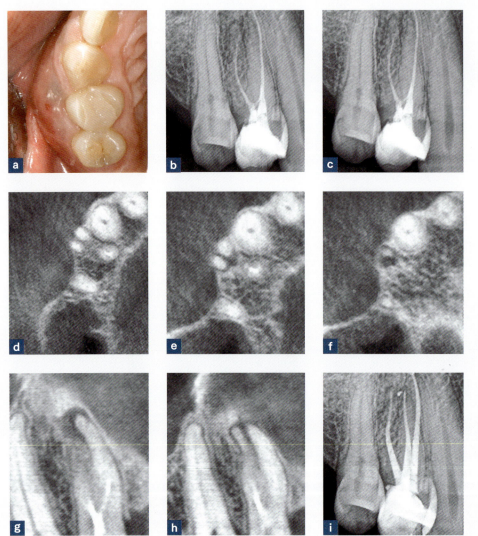

図 6-1
a：臨床症状を有する上顎右側第一小臼歯の口腔内写真．過去に根管治療の既往がある．
b, c：水平方向の投影角度を変えて撮影した2枚の口内法エックス線写真．頰側根管，口蓋根管に根管充填が行われていた．
d~h：CBCT 軸位断像(d-f)および矢状断像(g, h)により，根尖病変をともなう未治療の近心頰側根の存在が確認された．近心頰側根管の発見に際して CBCT 画像が有用であった．
i：非外科的再根管治療の後，3根管とも作業長まで根管充填されたことを，術後の口内法エックス線写真で確認した．

　中国人やトルコ人の下顎前歯の形態を CBCT で解析した結果，下顎側切歯では中切歯や犬歯と比較して第二根管の出現頻度が高いことが示されている[4, 22, 35]．また，これらの歯種が歯根中央部 1/3 の位置でしばしば根管の分岐を示すことも CBCT で確認されている[35]．

小臼歯

　CBCT を用いて上顎第一小臼歯の歯根形態を調べた研究から，本歯種では単根かつ二根管（二根尖孔）が最も一般的であり，次いで，歯冠側の二根管が根尖側で癒合して単根管となるものの頻度が高いことが示されている．三根もしくは三根管の頻度は 1％である（図 6-1）[56]．

　下顎第一および第二小臼歯では，それぞれ 100％，99％の被験歯が単根性であったことが CBCT により示されている[44]．1根管，2根管および3根管を有する下顎小臼歯の割合はそれぞれ 87.1％，11.2％，0.6％であるとともに，稀な形態として樋状根管が被験歯の 1％で確認されたとの報告もなされている[65]．

　これに対して，従来のエックス線検査では小臼歯の根管形態の正確な評価は困難であることが示されている．すなわち，Khedmat ら[29]は，口内法エックス線検査では，2根管以上を有する下顎小臼歯の 70％以上を検出できないことを歯の横断像との比較から確認するとともに，頰舌平面像の追加撮影によっても，この種の複雑な形態

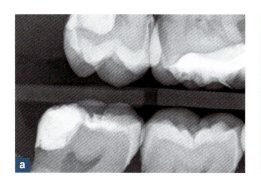
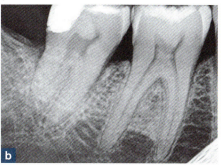
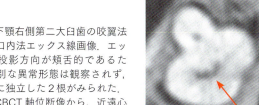
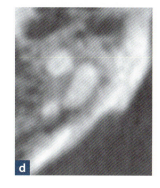
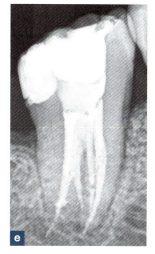

図 6-2
a, b：下顎右側第二大臼歯の咬翼法および口内法エックス線画像．エックス線投影方向が頬舌的であるため，特別な異常形態は観察されず，近遠心に独立した 2 根がみられた．
c, d：CBCT 軸位断像から，近遠心根の不完全な癒合による樋状の横断面が観察された．
e：根管充填後のエックス線画像．

を必ずしも確認できないことを報告している．

大臼歯

上顎大臼歯が複雑な根管形態を呈することについては，数多くの研究報告がみられる[6, 32]．抜去歯を用いた研究では70％以上の上顎第一大臼歯が近心頬側第二根管（MB2）を有するとされるが[7, 20]，口内法エックス線検査では偏心投影で複数回撮影した場合においても，上顎第一大臼歯の過剰根管の検出能が不十分であることが示されている[7, 13]．ところがCBCTではMB2の検出率が向上し，91％に及ぶとの結果が報告されている[30, 50]．近心頬側根の形態が左右側で対称性を示す頻度は66~88％であることも報告されている[21, 30]．

上顎第二大臼歯におけるMB2の出現頻度は，CBCTで解析した場合は比較的高く，34~43％の範囲の値が報告されている[30, 33]．また，Kim ら[30] は癒合根の出現頻度は第二大臼歯で高くなり，11％に及ぶと報告している．この研究では，上顎第一大臼歯遠心頬側根の1％，上顎第二大臼歯口蓋根の2％で過剰根管が確認されている．

下顎第一大臼歯の形態には，さまざまなバリエーションが存在する．最もしばしばみられるのは遠心舌側における過剰根の発現であり，その頻度は14~29％と報告されている[2, 66]．Tu ら[57, 58] は，CBCTでは口内法エックス線検査と比較して，この種の過剰根が高頻度に検出されると報告している．また，一部の下顎第一大臼歯では近心頬側根管と近心舌側根管の間にイスムスが存在し，これを根尖まで形成することが可能である[27]．この形態は「近心副根管」として知られており，CBCTにより中国人，ブラジル人のそれぞれ3％，27％で確認されている[53, 62]．抜去歯を用いた Soares de Toubes ら[53] の研究では，CBCTと歯科用実体顕微鏡が近心副根管の検出に関して良好な一致率を示したものの，デジタルエックス線検査（偏心投影で複数回撮影）では検出率が低く，これらの根管の確認には信頼性が不十分であったことが示されている．

樋状の根管形態を有する下顎大臼歯の根管治療には，しばしば困難がともなう．このような根管形態は通常，歯根が頬側または舌側で癒合した歯にみられる．樋状根管の頻度は被験人種に関連することが知られており，米国人では3％程度であるのに対して，中国および韓国人

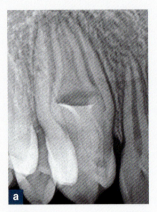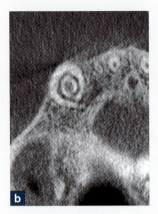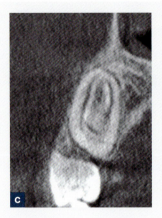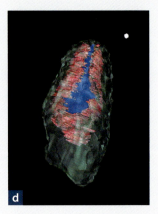

図6-3
a：上顎右側犬歯の歯内歯を示す口内法エックス線写真.
b, c：CBCT画像．これらを用いて三次元再構成が行われた．
d：再構成画像．陥入部（青部分）と根管（赤部分）との間に明瞭な交通はみられなかった．

では31％に達することが報告されている[51, 64]．

Zhengら[67]は，CBCTを用いて中国人における下顎第二大臼歯の歯根・根管形態を解析し，39％が癒合根，39％が樋状根管を有したことを報告している．本論文ではさらに，「連続型」や「セミコロン型」に分類される樋状根管が，根中央部から根尖部で分岐傾向を示したとも述べられている．樋状形態の下顎大臼歯は，調査対象患者の81％で両側性に出現したと報告されている[67]．

歯の形態異常

遺伝的要因，外傷，あるいは環境的要因により，歯のサイズ，形態，位置もしくは構造の異常が生じる[9]．歯の異常の存在やその様相を把握するためには，詳細なエックス線検査が必要不可欠である．

歯内歯

歯内歯は，歯冠の発生中に石灰化に先立ち上皮が陥入することにより生じる発育異常である．0.3~10％の歯に発現し，上顎側切歯の頻度が最も高い[3]．エナメル質に裏打ちされた軽度の陥入から，歯根を貫通して根側あるいは根尖部で歯根膜との交通を示す顕著な状態のものまで，多彩な形態を示すことが知られている[42]．

CBCTデータの再構成により，陥入の全体像や陥入と主根管との位置関係を，視覚的のみならず幾何学的にも正確に認識可能となる（図6-3）[41, 47]．また，歯内歯の感染根管治療では歯冠部や根尖部の根管にいかにアプローチするかが要点となるが，CBCTデータの評価によってその適切な立案が可能となることが，さまざまな症例報告[10, 15]で示されている（図6-4）．

Kfirら[28]は，歯内歯の正確な三次元模型を作製するとともに，これを用いた新たな治療手段を提唱しており，これらの模型が治療計画立案のみならず，さまざまな治療法を臨床現場での適用に先立ち試行することにも有用であったと述べている．さらに同著者らは，CBCT画像から三次元ビデオ動画を作成し，陥入の根尖側開口部の形態や大きさ，さらには主根管の根尖孔との位置関係を明瞭に示すことが可能であったとしている．

タウロドンティズム

タウロドンティズムは歯の発育障害の一型で，歯髄腔の歯軸方向への拡大，髄床底の低位化，および歯根の短小化を特徴とする[19]．タウロドンティズムは染色体異常のない白色人種の2.5~3.5％にみられるが，何らか

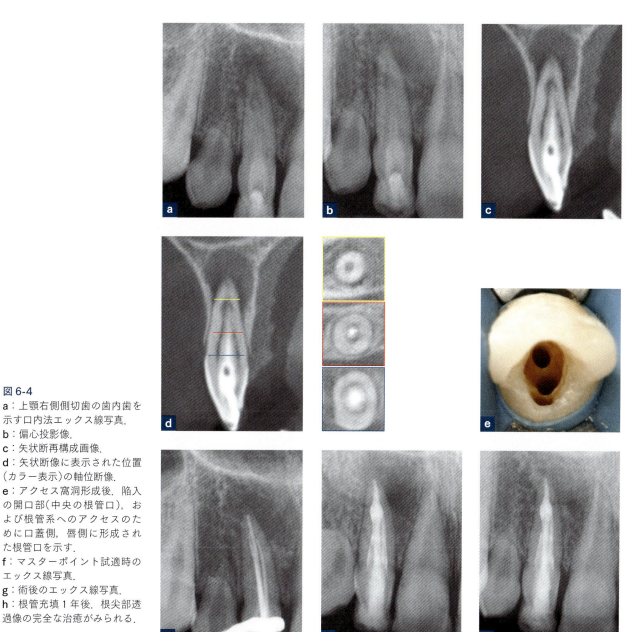

図 6-4
a：上顎右側側切歯の歯内歯を示す口内法エックス線写真．
b：偏心投影像．
c：矢状断再構成画像．
d：矢状断像に表示された位置（カラー表示）の軸位断像．
e：アクセス窩洞形成後．陥入の開口部（中央の根管口），および根管系へのアクセスのために口蓋側，唇側に形成された根管口を示す．
f：マスターポイント試適時のエックス線写真．
g：術後のエックス線写真．
h：根管充填1年後．根尖部透過像の完全な治癒がみられる．

（参考文献15より引用）

の症候群の患者ではより高頻度とされる[36]．この種の異常形態を有する歯では，根管口の発見に困難をともなうとともに根管数も多様であり，6根管が存在したとの報告もなされている[52]．CBCTにより，タウロドントが極めて多彩な根管形態を示し，上下顎の高度のタウロドントで樋状根管を呈する場合もあることが確認されている（図6-5）[49]．

癒合歯

癒合歯は，2つ以上の個別に発育している歯胚が歯の形成過程において象牙質レベルで結合した結果，1本の大型の歯となった状態と定義される．歯の癒合の頻度は乳歯で0.5〜2％程度，永久歯ではそれよりも低いと推定されている[23]．歯の発生過程のどの段階で癒合が生じたかに応じて，歯髄腔や根管は独立，もしくは分離している（図6-6）．

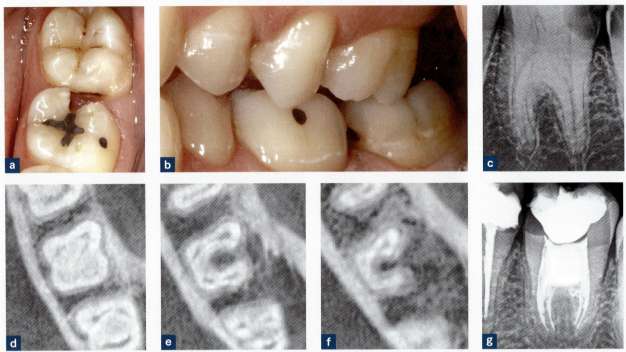

図 6-5　a, b：う蝕を有する下顎左側第一大臼歯の口腔内写真．　c：口内法エックス線写真．タウロドント様の形態を示している．
d~f：CBCT 軸位断像により樋状の根管形態が確認できる．　g：CBCT 画像をガイドとして4根管すべてに根管充填が行われた．

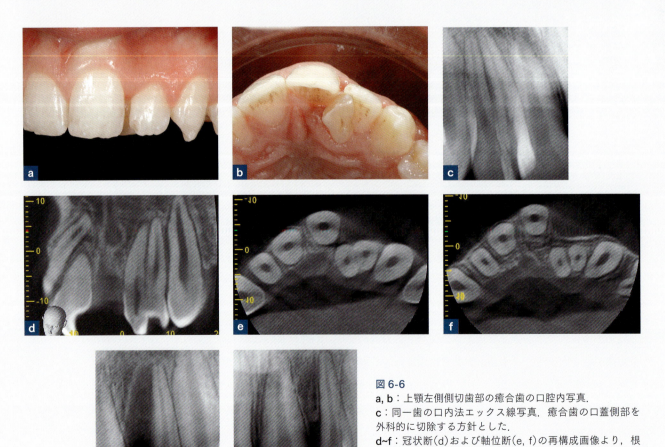

図 6-6
a, b：上顎左側側切歯部の癒合歯の口腔内写真．
c：同一歯の口内法エックス線写真．癒合歯の口蓋側部を外科的に切除する方針とした．
d~f：冠状断(d)および軸位断(e, f)の再構成画像より，根尖部 1/2 に癒合はみられないこと，および歯髄腔は完全に独立しており根管治療を要しないことが確認された．
g：癒合歯口蓋側部を除去後のエックス線写真．
h：術後 1 年経過時．近心部は骨で満たされている．

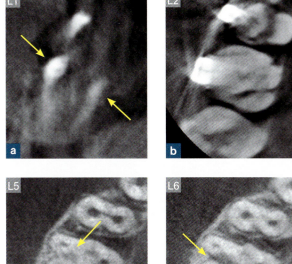
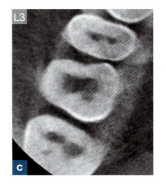
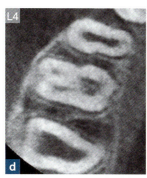
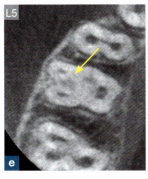
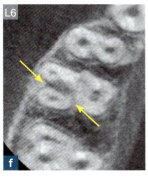
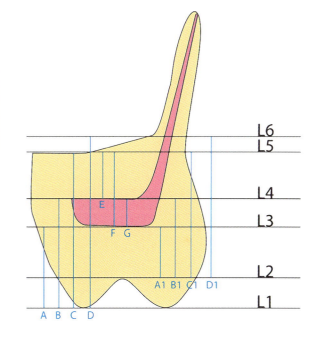

図 6-7
a〜f：上顎第一大臼歯における各種の解剖学的指標を示す CBCT 軸位断像．冠状断におけるこれらの正確な位置を模式図(g)に示す．
(a) 咬頭頂が出現(L1)．
(b) 中央窩で咬頭が癒合(L2)．
(c) 天蓋(L3)．
(d) 髄床底(L4)．
(e) 歯根の分離が開始する位置．矢印は頬側根分岐部での分離の開始を示す(L5)．
(f) 根分岐部で歯根が完全に分離．矢印は遠心頬側根が近心頬側根および口蓋根と完全に分離していることを示す(L6)．
(g) L1〜L6 の位置を冠状断で示す模式図．

(参考文献5より引用)

Songら[54]は，上顎右側第一大臼歯に癒合した過剰歯への対応におけるCBCTの応用について報告した．すなわち，CBCTにより過剰歯の感染根管治療や|6との交通路の封鎖についての有益な情報がもたらされ，術後に|6は生活性を保ち無症状であったとしている．

歯髄腔の計測パラメータ

CBCTが歯髄腔の各種計測パラメータや容積変化の測定に有用であることが示されている[5, 59]．すなわち，CBCT冠状断像上で決定した計測指標(咬頭頂，中心窩，天蓋，根分岐部など)を基に，上下顎大臼歯におけるアクセス窩洞の平均的な深さを測定したところ(図6-7)，歯髄腔に到達するためには中心窩から6.0 mm，もしくは咬頭頂から7.0 mmを超えてアクセス窩洞形成を行うべきでないとの結論が得られている[5]．また，CBCTデータを表面レンダリングおよび体積レンダリングで再構成して矯正治療中における歯髄腔の容積変化を計測し，矯正装置の装着が退行性の影響を及ぼし歯髄腔容積の有意な減少をもたらしたとする研究[59]もみられる．

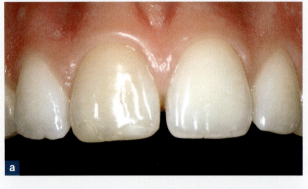
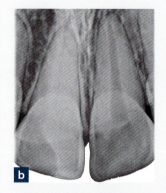
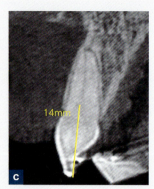
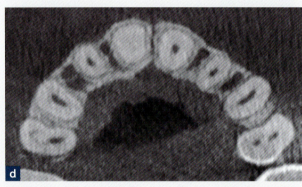
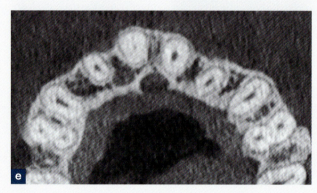
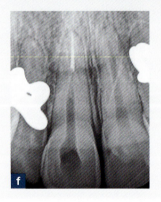
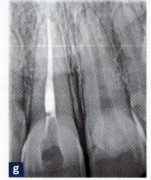

図 6-8
a：変色を呈し生活反応を示さない上顎右側中切歯の口腔内写真．不可逆性歯髄炎と診断された．
b：根管の石灰化を示す口内法エックス線写真．根管は不明瞭であるが，根尖 1/3 ではその存在が観察される．
c〜e：CBCT 矢状断像(c)および軸位断像(d, e)より，石灰化部のおおよその位置や深さを知ることができる．本症例では，根管の非石灰化部に到達するためには切縁から約 14.5mm の切削が必要と計測された．
f, g：その結果，根管形成が可能となり作業長まで根管充填を行うことができた．

歯根の長さと湾曲

　根管形成を適切な作業長のもと，かつ不適切な形成を可及的に回避しながら行うためには，根管の長さや湾曲に関する情報は不可欠である．術前に CBCT 撮影が行われた患者を対象として，作業長の測定制度を検討した前向き比較臨床試験においては，CBCT および電気的根管長測定器で決定された作業長の間に高い相関が見られたことが報告されている[26]．
　ヒト解剖体を用いて生体外で行われた研究により，CBCT による歯根長の測定が，抜歯後にファイルで直接測定した値と比較して十分な精度や信頼性を示すことが確認されている[34, 38]．臼歯における作業長を CBCT で測定した場合，口内法エックス線検査で得られた値より有意に精度が高いことも示されている[38]．また，根管の石灰化が生じた症例では，CBCT で得られた情報により根管探索のための歯質削除量の抑制が期待される．すなわち，この種の症例では根管を見出すため連続的な象牙質削除が行われるが，CBCT の計測機能は切削距離や方向の推定に有用である（図 6-8）．CBCT 画像により，根

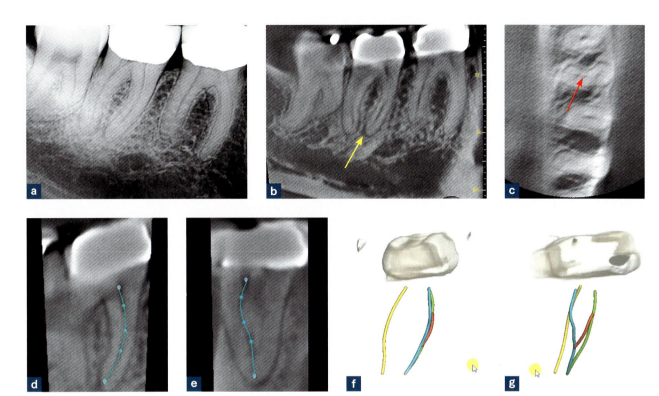

図 6-9
a：下顎第一大臼歯，第二大臼歯の口内法エックス線写真．
b：CBCT による矢状断再構成画像．第二大臼歯の近心根尖に透過像（黄矢印）がみられる．
c：軸位断再構成画像．近心中央根管（赤矢印）の存在が確認される．
d, e：DICOM データを 3D Endo Software（Dentsply, Ballaigues, Switzerland）で処理することにより，各根管の矢状断面像（d）および冠状断面像（e）をトレースできる．
f, g：すべての根管をトレースすることにより，根管形態を三次元リアルタイム観察により評価できる．これにより根管の実際の形態を認識することが可能となり，とりわけ経験の少ない術者に対して有用な情報がもたらされる．近心中央根管（赤部分）が近心舌側根管（緑部分）から分岐し，近心頬側根管（青部分）と癒合する様相に注目されたい．

尖孔の位置の検出[26, 34]，さらには根管系の解剖学的形態の再構成（図 6-9）を行うことも可能である．

Estrela ら[16] は，根管の湾曲半径を CBCT 画像上の 3 点から求める簡便で信頼性の高い計測法を報告した．また Park ら[45] は，高性能の数理モデリングソフトウエアと CBCT 画像を用いて，根管の最大湾曲点の算出を行うとともに，軸位断像と矢状断像の解析により，近遠心的および唇舌的な湾曲方向を決定した（図 6-10）．その結果，上顎側切歯では根管は主として遠心口蓋側方向に湾曲しており，最大湾曲点は根尖から 0.5mm に位置するとの結論が得られている．

結論

すべての根管の位置を確認するとともに，これらの解剖形態や異常形態を認識しておくことは，歯内治療の成績を向上させるために不可欠である[6, 29]．

口内法エックス線検査は歯内治療における診断に必須であり，根管形態を評価するうえでも不可欠である．ところが，この画像検査法は本来二次元的であるため，診断に際して得られる情報には限りがある．すなわち，投影方向を変えて複数回撮影することで情報の追加が期待できる症例もみられるものの[31]，通常は 1 枚の口内法エッ

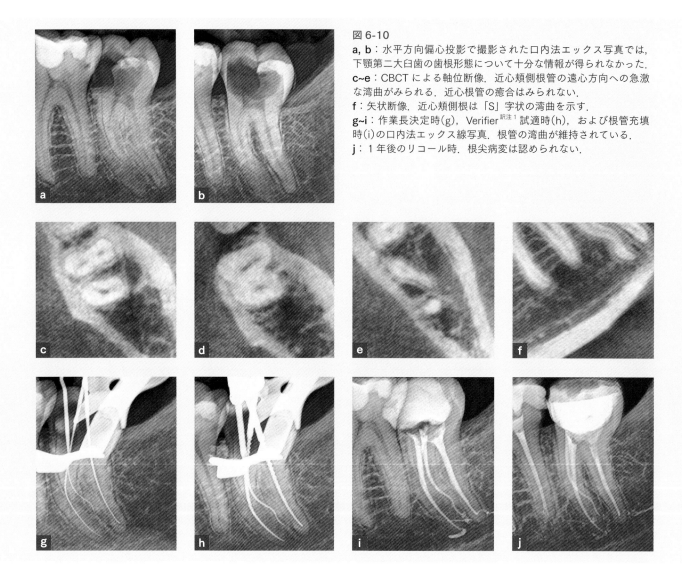

図6-10
a, b：水平方向偏心投影で撮影された口内法エックス写真では，下顎第二大臼歯の歯根形態について十分な情報が得られなかった．
c〜e：CBCTによる軸位断像．近心頬側根管の遠心方向への急激な湾曲がみられる．近心根管の癒合はみられない．
f：矢状断像．近心頬側根は「S」字状の湾曲を示す．
g〜i：作業長決定時(g)，Verifier[訳注1]試適時(h)，および根管充填時(i)の口内法エックス線写真．根管の湾曲が維持されている．
j：1年後のリコール時．根尖病変は認められない．

クス線写真から複雑な根管形態を十分評価することは困難である．しかし本稿で述べたように，CBCTの活用により根管や歯根の解剖形態に関する多くの情報がもたらされ，複雑な形態を呈する症例への適切な対応が可能となることが期待される．

　一方，CBCTが患者に与える電離放射線量は比較的大きいことから，すべてのCBCT検査は正当な理由に基づいて行われなければならない[25, 48]．CBCTの適用は，患者の不要な電離放射線被曝を避けるため，複雑な根管形態や歯の異常形態を呈し，予知性の高い歯内治療を行うために必要な情報を口内法エックス線検査や臨床検査では得ることができない症例に限定すべきである[18]．

　また，CBCTに固有の問題点についても留意する必要がある(Chapter 4参照)．CBCT画像の解像度は比較的低いため，萎縮した根管や副根管の検出は通常は困難である[18]．また，根管充填材が存在する場合はアーチファクトが発生し，誤った診断が導かれる可能性がある．すなわち，見落とされていた根管の確認が再根管治療時に困難になりうるとともに，破折線や過剰根管に類似した所見が見られる場合もある[24, 46, 55, 61]．

〔訳注1〕Verifier：コア・キャリア法による加熱ガッタパーチャ根管充填に先立ち，根管のサイズを確認するために用いる器具．

参考文献

1. Abella F, Mercadé M, Durán-Sindreu F, Roig M. Managing severe curvature of radix entomolaris: three-dimensional analysis with cone beam computed tomography. Int Endod J 2011;44:876–885.
2. Abella F, Patel S, Durán-Sindreu F, Mercadé M, Roig M. Mandibular first molars with disto-lingual roots: review and clinical management. Int Endod J 2012;45:963–978.
3. Alani A, Bishop K. Dens invaginatus. Part 1: classification, prevalence and aetiology. Int Endod J 2008;41:1123–1136.
4. Altunsoy M, Ok E, Nur BG, Ağlarci AS, Güngör E, Colak M. A cone-beam computed tomography study of the root canal morphology of anterior teeth in a Turkish population. Eur J Dent 2014;8:302–306.
5. Azim AA, Azim KA, Deutsch As, Huang GT. Acquisition of anatomic parameters concerning molar pulp chamber landmarks using cone-beam computed tomography. J Endod 2014;40:1298–1302.
6. Baratto Filho F, Zaitter S, Haragushiku GA, de Campos EA, Abuabara A, Correr GM. Analysis of the internal anatomy of maxillary first molars by using different methods. J Endod 2009;35:337–342.
7. Barton DJ, Clark SJ, Eleazer PD, Scheetz JP, Farman AG. Tuned-aperture computed tomography versus parallax analog and digital radiographic images in detecting second mesiobuccal canals in maxillary first molars. Oral Surg Oral Med Oral Pathol Oral Radiol Endod 2003;96:223–228.
8. Benjamin KA, Dawson J. Incidence of two root canals in human mandibular incisor teeth. Oral Surg Oral Med Oral Pathol 1974;38:122–126.
9. Brook AH. Variables and criteria in prevalence studies of dental anomalies of number, form and size. Community Dent Oral Epidemiol 1975;6:288–293.
10. Capar AD, Ertas H, Arslan H, Ertas AT. A retrospective comparative study of cone-beam computed tomography versus rendered panoramic images in identifying the presence, types, and characteristics of dens invaginatus in a Turkish population. J Endod 2015;41:473–478.
11. Cheung GS, Wei WL, McGrath C. Agreement between periapical radiographs and cone-beam computed tomography for assessment of periapical status of root filled molar teeth. Int Endod J 2013;46:889–895.
12. Cleghorn BM, Christie WH, Dong CC. Root and root canal morphology of the human permanent maxillary first molar: a literature review. J Endod 2006;32:813–821.
13. Davies A, Mannocci F, Mitchell P, Andiappan M, Patel S. The detection of periapical pathoses in root filled teeth using single and parallax periapical radiographs versus cone beam computed tomography – a clinical study. Int Endod J 2015;48:582–592.
14. Domark JD, Hatton JF, Benison RP, Hildebort CF. An *ex vivo* comparison of digital radiography, cone beam and micro computed tomography in the detection of the number of canals in the mesiobuccal roots of maxillary molars. J Endod 2013;39:901–905.
15. Durack C, Patel S. The use of cone beam computed tomography in the management of dens invaginatus affecting a strategic tooth in a patient affected by hypodontia: a case report. Int Endod J 2011;44:474–483.
16. Estrela C, Bueno MR, Sousa-Neto MD, Pécora JD. Method for determination of root curvature radius using cone-beam computed tomography images. Braz Dent J 2008;19:114–118.
17. European Society of Endodontology. Quality guidelines for endodontic treatment: consensus report of the European Society of Endodontology. Int Endod J 2006;39:921–930.
18. European Society of Endodontology, Patel S, Durack C, Abella F, Roig M, Shemesh H, Lambrechts P, Lemberg K. European Society of Endodontology position statement: the use of CBCT in Endodontics. Int Endod J 2014;47:502–504.
19. Gomes RR, Habckost CD, Junqueira LG, Leite AF, Figueiredo PT, Paula LM, Acevedo AC. Taurodontism in Brazilian patients with tooth agenesis and first and second-degree relatives: a case-control study. Arch Oral Biol 2012;57:1062–1069.
20. Görduysus MO, Görduysus M, Friedman S. Operating microscope improves negotiation of second mesiobuccal canals in maxillary molars. J Endod 2001;27:683–686.
21. Guo J, Vahidnia A, Sedghizadeh P, Enciso R. Evaluation of root and canal morphology of maxillary permanent first molars in a North American population by cone-beam computed tomography. J Endod 2014;40:635–639.
22. Han T, Ma Y, Yang L, Chen X, Zhang X, Wang Y. A study of the root canal morphology of mandibular anterior teeth using cone-beam computed tomography in a Chinese subpopulation. J Endod 2014;40:1309–1314.
23. Hülsmann M, Bahr R, Grohmann U. Hemisection and vital treatment of a fused tooth—literature review and case report. Endod Dent Traumatol 1997;13:253–258.
24. Huybrechts B, Bud M, Bergmans L, Lambrechts P, Jacobs R. Void detection in root fillings using intraoral analogue, intraoral digital and cone beam CT images. Int Endod J 2009;42:675–685.
25. ICRP Publication 103. The 2007 Recommendations of the International Commission on Radiological Protection. Ann ICRP 2007;37:1–332.
26. Jeger FB, Janner SF, Bornstein MM, Lussi A. Endodontic working length measurement with preexisting cone-beam computed tomography scanning: a prospective, controlled clinical study. J Endod 2012;38:884–888.
27. Karapinar-Kazandag M, Basrani BR, Friedman S. The operating microscope enhances detection and negotiation of accessory mesial canals in mandibular molars. J Endod 2010;36:1289–1294.
28. Kfir A, Telishevsky-Strauss Y, Leitner A, Metzger Z. The diagnosis and conservative treatment of a complex type 3 dens invaginatus using cone beam computed tomography (CBCT) and 3D plastic models. Int Endod J 2013;46:275–288.
29. Khedmat S, Assadian H, Saravani AA. Root canal morphology of the mandibular first premolars in an Iranian population using cross-sections and radiography. J Endod 2010;36:214–217.
30. Kim Y, Lee SJ, Woo J. Morphology of maxillary first and second molars analyzed by cone-beam computed tomography in a Korean population: variations in the number of roots and canals and the incidence of fusion. J Endod 2012;38:1063–1068.
31. Klein RMF, Blake SA, Nattress BR, Hirschmann PN. Evaluation of X-ray beam angulation for successful twin canal identification in mandibular incisors. Int Endod J 1997;30:58–63.
32. Kulild JC, Peters DD. Incidence and configuration of canal systems in the mesiobuccal root of maxillary first and second molars. J Endod 1990;16:311–317.
33. Lee JH, Kim KD, Lee JK, Park W, Jeong JS, Lee Y, Gu Y, Chang SW, Son WJ, Lee WC, Baek SH, Bae KS, Kum KY. Mesiobuccal root canal anatomy of Korean maxillary first and second molars by cone-beam computed tomography. Oral Surg Oral Med Oral Pathol Oral Radiol Endod 2011;111:785–791.
34. Liang YH, Jiang L, Chen C, Gao XJ, Wesselink PR, Wu MK, Shemesh H. The validity of cone-beam computed tomography in measuring root canal length using a gold standard. J Endod 2013;39:1607–1610.
35. Lin Z, Hu Q, Wang T, Ge J, Liu S, Zhu M, Wen S. Use of CBCT to investigate the root canal morphology of mandibular incisors. Surg Radiol Anat 2014;36:877–882.
36. Marques-da-Silva B, Baratto Filho F, Abuabara A, Moura P, Losso EM, Moro A. Multiple taurodontism: the challenge of endodontic treatment. J Oral Sci 2010;52:653–658.
37. Matherne RP, Angelopoulus C, Kulild JC, Tira D. Use of cone-beam computed tomography to identify root canal systems *in vitro*. J Endod 2008;34:87–89.
38. Metska ME, Liem VML, Parsa A, Koolstra JH, Wesselink PR, Ozok AR. Cone-beam computed tomographic scans in comparison with periapical radiographs for root canal length measurement: an *in situ* study. J Endod 2014;40:1206–1209.

39. Michetti J, Maret D, Mallet JP, Diemer F. Validation of cone beam computed tomography as a tool to explore root canal anatomy. J Endod 2010;36:1187–1190.
40. Neelakantan P, Subbarao C, Subbarao VC. Comparative evaluation of modified canal staining and clearing technique, cone-beam computed tomography, peripheral quantitative computed tomography, spiral computed tomography, and plain and contrast medium-enhanced digital radiography in studying root canal morphology. J Endod 2010;36:1547–1551.
41. Nosrat A, Schneider SC. Endodontic management of a maxillary lateral incisor with four root canals and a dens invaginatus tract. J Endod 2015;41:1167–1171.
42. Oehlers FA. Dens invaginatus (dilated composite odontome). I. Variations of the invagination process and associated anterior crown forms. Oral Surg Oral Med Oral Pathol 1957;10:1204–1218.
43. Paes da Silva Ramos Fernandes LM, Rice D, Ordinola-Zapata R, Alvares Capelozza AL, Bramante CM, Jaramillo D, Christensen H. Detection of various anatomic patterns of root canals in mandibular incisors using digital periapical radiography, 3 cone-beam computed tomographic scanners, and micro-computed tomographic imaging. J Endod 2014;40:42–45.
44. Park JB, Kim N, Park S, Kim Y, Ko Y. Evaluation of root anatomy of permanent premolars and molars in a Korean population with cone-beam computed tomography. Eur J Dent 2013;7:94–101.
45. Park PS, Kim KD, Perinpanayagam H, Lee JK, Chang SW, Chung SH, Kaufman B, Zhu Q, Safavi KE, Kum KY. Three-dimensional analysis of root canal curvature and direction of maxillary lateral incisors by using cone-beam computed tomography. J Endod 2013;39:1124–1129.
46. Patel S. New dimensions in endodontic imaging: part 2. Cone beam computed tomography. Int Endod J 2009;42:463–475.
47. Patel S. The use of cone beam computed tomography in the conservative management of dens invaginatus: a case report. Int Endod J 2010;43:707–713.
48. Patel S, Horner K. The use of cone-beam computed tomography in endodontics. Int Endod J 2009;42:755–756.
49. Radwan A, Kim SG. Treatment of a hypertaurodontic maxillary second molar in a patient with 10 taurodonts: a case report. J Endod 2014;40:140–144.
50. Reis AG, Grazziotin-Soares R, Barletta FB, Fontanella VR, Mahl CR. Second canal in mesiobuccal root of maxillary molars is correlated with root third and patient age: a cone-beam computed tomographic study. J Endod 2013;39:588–592.
51. Seo MS, Park DS. C-shaped root canals of mandibular second molars in a Korean population: clinical observation and *in vitro* analysis. Int Endod J 2004;37:139–144.
52. Sert S, Bayirli GS. Evaluation of root canal configurations of the mandibular and maxillary permanent teeth by gender in the Turkish population. J Endod 2004;30:391–398.
53. Soares de Toubes KM, Ilma de Souza Côrtes M, de Abreu Valadares MA, Fonseca LC, Nunes E, Silveira, FF. Comparative analysis of accessory mesial canal identification in mandibular first molars by using four different diagnostic methods. J Endod 2012;38:436–441.
54. Song CK, Chang HS, Min KS. Endodontic management of supernumerary tooth fused with maxillary first molar by using cone-beam computed tomography. J Endod 2010;36:1901–1904.
55. Soğur E, Baksi BG, Gröndahl HG. Imaging of root canal fillings: a comparison of subjective image quality between limited cone-beam CT, storage phosphor and film radiography. Int Endod J 2007;40:179–185.
56. Tian YY, Guo B, Zhang R, Yu X, Wang H, Hu T, Dummer PM. Root and canal morphology of maxillary first premolars in a Chinese subpopulation evaluated using cone-beam computed tomography. Int Endod J 2012;45:996–1003.
57. Tu MG, Huang HL, Hsue SS, Hsu JT, Chen SY, Jou MJ, Tsai CC. Detection of permanent three-rooted mandibular first molars by cone-beam computed tomography imaging in Taiwanese individuals. J Endod 2009;35:503–507.
58. Tu MG, Tsai CC, Jou MJ, Chen WL, Chang YF, Chen SY, Cheng HW. Prevalence of three-rooted mandibular first molars among Taiwanese individuals. J Endod 2007;33:1163–1166.
59. Venkatesh SM, Ajmera S, Ganeshkar SV. Volumetric pulp changes after orthodontic treatment determined by cone-beam computed tomography. J Endod 2014;40:1758–1763.
60. Vertucci FJ. Root canal morphology and its relationship to endodontic procedures. Endod Topics 2005;10:3–29.
61. Vizzotto MB, Silveira PF, Arús NA, Montagner F, Gomes BP, da Silveira HE. CBCT for the assessment of second mesiobuccal (MB2) canals in maxillary molar teeth: effect of voxel size and presence of root filling. Int Endod J 2013;9:870–876.
62. Wang Y, Zheng QH, Zhou XD, Tang L, Wang Q, Zheng GN, Huang DM. Evaluation of the root and canal morphology of mandibular first permanent molars in a western Chinese population by cone-beam computed tomography. J Endod 2010;36:1786–1789.
63. Wu MK, R'oris A, Barkis D, Wesselink PR. Prevalence and extent of long oval canals in the apical third. Oral Surg Oral Med Oral Pathol Oral Radiol Endod 2000;89:739–743.
64. Yang ZP, Yang SF, Lin YC, Shay JC, Chi CY. C-shaped root canals in mandibular second molars in a Chinese population. Endod Dent Traumatol 1988;4:160–163.
65. Yu X, Guo B, Li KZ, Zhang R, Tian YY, Wang H, HuT. Cone-beam computed tomography study of root and canal morphology of mandibular premolars in a western Chinese population. BMC Med Imaging 2012;20:12–18.
66. Zhang R, Wang H, Tian YY, Yu X, Hu T, Dummer PM. Use of cone-beam computed tomography to evaluate root and canal morphology of mandibular molars in Chinese individuals. Int Endod J 2011;44:990–999.
67. Zheng Q, Zhang L, Zhou X, Wang Q, Wang Y, Tang L, Song F, Huang D. C-shaped root canal system in mandibular second molars in a Chinese population evaluated by cone-beam computed tomography. Int Endod J 2011;44:857–862.

# Chapter 7
根尖性歯周炎を診る

Shanon Patel, Conor Durack
翻訳：古澤成博〔東京歯科大学 歯内療法学講座〕

はじめに

根尖性歯周炎(以下 AP)は，歯根周囲で発生する急性または慢性の炎症性疾患である．根管の微生物感染によって発症し，歯根周囲歯槽骨の破壊を特徴とする[21]．APの有病率研究によると，従来のエックス線写真を用いて根尖部の状態を評価した場合，集団の年齢と地域によって最大80％の人びとがAPに罹患している可能性があることが示唆されている[22]．急性APは臨床像で診断を下すことが多いが，慢性APはエックス線写真上の疾患徴候の存在によって診断されるのが一般的である．

エックス線写真にてAPの徴候を正確に検出することが，APの診断，治療計画の立案，転帰の評価，疫学的研究には不可欠である．現在，APを検出するために認められている参照標準は口内法エックス線写真である[17]．しかしながら複数の研究で，口内法エックス線写真によるAP検出には限界があることが指摘されている[5, 34, 49]．

従来の口内法エックス線写真の限界

BenderとSeltzer[5, 6]は一連の *ex vivo* 研究で，エックス線写真による海綿骨に限局した擬似的AP病変の検出は難しいと結論づけた(図 7-1)．これは，病変が密度の高い上層の皮質骨に覆われていることが原因であった(解剖学的ノイズ)．他の研究グループも同様の結果を報告している[42, 45]．しかしながらBrynolf[9]は，ヒト検体を用いた死後研究で，上顎前歯部の海綿骨に限局したAPは口内法エックス線写真で検出できることを明らかにした．場合によっては，皮質骨または接合部骨の喪失をともなわない海綿骨内破壊の検出も可能である[46]．

APをエックス線写真で検出するには，骨喪失が周囲骨と比較して「臨界閾値」に達しなければならない．健康(石灰化)骨と脱灰骨(すなわちAP)の比がこの臨界値に達すると，APが検出される．この比率は，骨密度，海綿骨と皮質骨の性質，エックス線ビームの傾斜，露光パラメータ，病変の性質(サイズと脱灰の程度)を含む複数の因子に左右される．これらの因子は顎内の病変の位置によって左右されるだけでなく，上顎骨と下顎骨，個人差によっても異なる．たとえば下顎臼歯部の骨ミネラル密度は上顎前歯部より高い．したがって，少量の脱灰骨であっても上顎前歯部では容易に特定されるが，エックス線が透過しない下顎臼歯部では特定されない可能性がある．

根尖病変の診断能力の向上を目的として，偏心投影エックス線写真の使用が提案されている[17, 50]．しかし，そのエビデンスは少数である[47]．近年Daviesら[12]は *in vivo* 研究において，単一のエックス線写真，偏心投影で撮影された2枚のエックス線写真，およびコーンビームＣＴ(CBCT)のAPの検出能力を比較した．その結果，単一のエックス線写真の41％，偏心投影エックス線写真の38％，CBCTの68％でAPが検出された．CBCTを参照標準とすると，単一のエックス線写真と比較して偏心投影エックス線写真のAP検出精度の向上は認められなかった．

一方Kangasingamら[23]は，近遠心二方向からの偏心投影エックス線写真を追加して組み合わせると，APの検出能力が単一のエックス線写真より高くなることを明らかにした．本研究では，比較的新鮮な(長期間保存さ

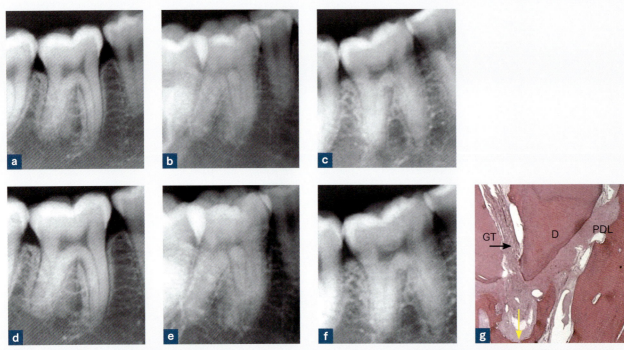

図 7-1 偏心投影エックス線写真による根尖性歯周炎（AP）の検出．従来のフィルムを用いたエックス線写真かデジタルエックス線写真かにかかわらず，本症例では AP が検出できていない．
a〜c：従来のフィルムを用いたエックス線写真．正放線投影（a），偏近心投影（b，-10°），偏遠心投影（c，+10°）．
d〜f：デジタルエックス線写真．正放線投影（d），偏近心投影（e），偏遠心投影（f）．
これらの写真のいずれにおいても，遠心根に存在する AP は検出されなかった．
g：同遠心根の病理組織像．この画像からは，根部歯髄の壊死および肉芽組織形成をともなう根尖部の歯槽骨破壊として AP が確認された（拡大率は 4 倍，H&E 染色）．黄矢印は，骨吸収をともなう炎症領域を示す．
〔GT ＝肉芽組織，D ＝象牙質，PDL ＝歯根膜〕

（参考文献 23 より引用）

れていない）ヒト解剖体から採取した歯根周囲組織のブロック切片と病理組織学的分析を参照標準として使用した（図 7-1，7-2）．デジタル口内法エックス線撮影システムで作成された画像は修整可能であるため，診断率を上げるための補正（コントラスト／輝度）を行うことができる[25]．適切にデザインされた複数の ex vivo 研究では，従来のフィルムを用いたエックス線写真とデジタルセンサーを用いたエックス線写真において，人工的に作製された根尖病変を検出する能力に差がないことが示されている[26,33,48]．Kangasingam ら[23] によるヒト解剖体を用いた前述の剖検研究でも，偏心投影が行われた場合，口内法エックス線検査による AP の評価の精度に関してデジタル画像とフィルム画像との間で統計学的差異は認められなかった．しかしながら，単一のデジタル口内法エックス線写真は，単一の従来のエックス線写真よりも精度が高いことが認められた．

また，ソフトウェアによって「補正」（着色，反転など）されたエックス線画像でも，根尖病変の検出率は改善されないようであった[4]．

根尖性歯周炎の検出

動物モデル[48] とヒトモデル[33,34,49] において参照標準を用いた多数の ex vivo 研究により，CBCT 画像撮影システムにおける人工的に作成された骨病変の検出精度（感度）は，口内法エックス線写真より著しく高いことが実証された．しかしすべての ex vivo 研究には，「実際の」臨床状況を真に模倣していないという欠点がある．一方

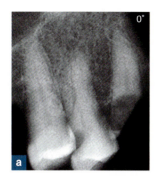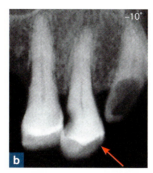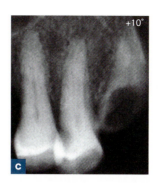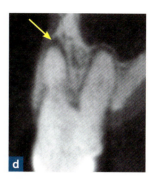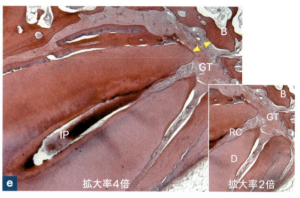

図 7-2
a～c：正放線投影(a)，偏近心投影(b)，偏遠心投影(c)で得られたデジタル口内法エックス線写真．いずれも上顎右側第一小臼歯に根尖病変は検出されなかった．
d：再構成された CBCT 冠状断像．頬側根（黄矢印）の根尖部にエックス線透過像が認められる．
e：病理組織像（拡大率は2倍，4倍，H&E染色）では，根尖部に高度の炎症をともなう歯髄と肉芽組織とが認められた．この病理組織像に基づき，根尖性歯周炎（AP）の診断が確認された．
（参考文献24より引用）

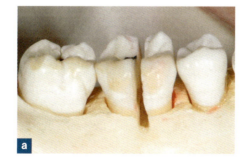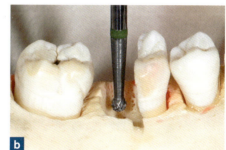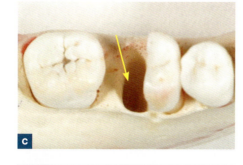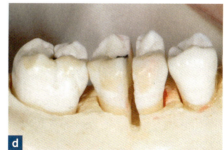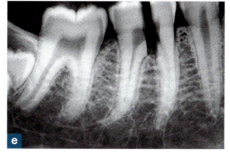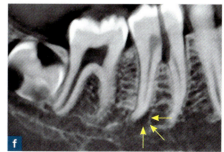

図 7-3
a：ヒト乾燥下顎骨を用いて，擬似的根尖病変を作製する．
b：下顎第一大臼歯の遠心根を切除した．
c：遠心根を非外傷的に抜歯したのち，歯科用ハンドピースに装着したバーを用いて，海綿骨内に標準化された擬似的根尖病変（黄矢印）を作製した．
d：遠心根を抜歯窩に戻した．
e：デジタル口内法エックス線写真では，海綿骨内にあるはずの直径2mmの擬似的根尖病変は検出されなかった．
f：再構成された CBCT 矢状断像では，遠心根に擬似的根尖病変（黄矢印）が明瞭に検出された．

こうした研究の利点は，標準化した根尖部の骨欠損を人為的に作製しているため，信頼度の高い画像技術の評価が可能な参照標準が得られることである（図7-3）．

Paula-Silvaら[39]は，組織像を参照標準として用い，適切にデザインされた動物研究で，CBCTが従来のエックス線写真より慢性APの診断ツールとして精度が高いことを再確認した．この研究では，エックス線写真におけるAP徴候の有無を問わず，歯根の先端部と歯根周囲組織を含むブロック切片83個が組織学的に評価された．特異度と陽性的中度は，エックス線写真，CBCTともに1であった（どちらの画像撮影システムも疾患がない場合の診断は正確であった）．しかしながら，既存疾患の検出感度はCBCT（＜0.91）のほうがエックス線写真（0.77）よりはるかに高かった．

Kanagasingamら[24]は，Brynolf[9]と同様の方法を用いて，ヒト新鮮解剖体で組織像を参照標準として用い，単一のエックス線写真，偏心投影デジタルエックス線写真，CBCTのAP診断精度を評価した．本研究では，合計86歯が評価された（図7-2）．いずれの画像撮影システムも特異度に優れており，健康な根尖部の周囲組織を適切に検出した．しかしながら，デジタルエックス線写真の感度は，単一撮影か偏心投影による複数撮影かによって0.27～0.38と差があった．一方，CBCTの感度は0.89であった．またデジタルエックス線写真の精度は単一撮影が0.5，偏心投影による複数撮影が0.58で，CBCTの精度（0.92）が有意に高かった．

複数の臨床研究において，AP検出の診断精度ではCBCTが口内法エックス線写真よりも優れていることが結論づけられている[29,36]．Lofthag-Hansenら[28]は，CBCTと口内法エックス線写真を用いて根尖病変が疑われる歯の根尖部の状態を調べ，比較した．その結果，根尖病変の検出率はCBCTのほうが38％高いことを報告した．その後の研究でも，同様の所見が報告されている[1,8]．Patelら[36]は，歯内療法が行われていない歯根のAP有病率を比較した．その結果，CBCTでAPを特定できた歯は口内法エックス線写真よりも28％多かった（図7-4）．歯内療法を受けた歯でも，同様の結果が報告されている[12]．

歯内療法の転帰の評価

APの診断精度はCBCTのほうが従来のエックス線写真より高いため，より正確かつ客観的な歯内療法の転帰の評価が可能となる．Liangら[27]は，口内法エックス線写真とCBCTを用いて治療から2年後の歯内療法の転帰を比較した．その結果，経過良好例の割合は，口内法エックス線写真による評価の場合がCBCTによる評価の場合よりも大きかった（87％に対して74％）．13％もの差がついたのは，CBCTのAP検出感度が優れているためである．Patelら[37]は，治療から1年間経過した132歯に対する初回歯内療法（イニシャルトリートメント）の転帰を比較した．口内法エックス線写真とCBCTとで評価した治療歯の「治癒率（評価時にエックス線透過像なし）」は，それぞれ87％，62.5％であった．評価基準を緩和して（治癒途中を含む）転帰を評価すると，根尖周囲のエックス線透過像の縮小が認められた歯の割合は，口内法エックス線写真で95.1％，CBCTで84.7％であった．Paula-Silvaら[40]がイヌに対する根管治療の転帰について根尖周囲の組織を評価したところ，問題が検出されなかった症例はCBCTによる評価で35％と，口内法エックス線写真による評価（79％）より44％低かった．

またDaviesら[13]は，再根管治療を受けた98歯について治療から1年間経過後に従来のエックス線写真とCBCTとを用いて評価し，その転帰について報告した．調査の結果，問題がないとされたのは従来のエックス線写真では93％，CBCTでは77％で，検出結果に有意な差が認められた．

根尖性歯周炎のエックス線写真所見

従来のエックス線写真

一般に，長期間経過しており著しい骨破壊をともなう根尖病変は，従来のエックス線写真で容易に識別可能であるが，APの初期病変は特定が非常に困難であることが多い．根尖病変における骨梁，歯根膜（PDL）腔，歯槽硬線などの構造変化が初期病変の指標となり得る[19]．し

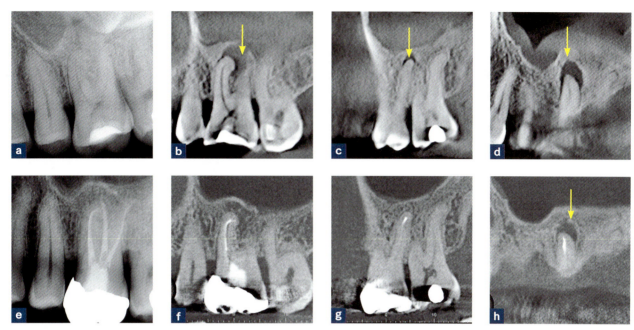

図7-4 患者は72歳男性．上顎左側臼歯部に非限局性，間歇性の鈍痛がある．臨床検査では異常は認められず，上顎左側小臼歯と大臼歯には歯髄診に対する反応の遅延が認められる．
a：上顎左側臼歯部の口内法エックス線写真．上顎左側小臼歯と大臼歯の根管に狭窄化が認められるが，APの徴候は認められない．
b～d：診断を確定させるためCBCTスキャンを行ったところ，近心頬根管(b)，遠心頬根管(c)，口蓋根管(d)の冠状断再構成画像では，上顎左側第一大臼歯に関連した明らかなAPの徴候が認められた．他の歯の根尖性歯周組織像は正常である．したがってこの歯を慢性APと診断し，根管治療を1回の来院で実施した．
e：1年後のエックス線写真では，健康な根尖歯周組織が認められた（治療前のエックス線写真から変化がない）．
f～h：同じく1年後のCBCT冠状断再構成画像では，近心頬根管(f)および遠心頬根管(g)の根尖周囲の病変が完全に治癒したこと，また口蓋根管(h)は治癒が不完全だったことが認められた．

たがって，これらの構造の正常なエックス線写真所見を熟知していることが不可欠である．

　従来のエックス線写真では，健康な歯を取り巻く海綿骨の像は上顎骨と下顎骨で異なる．通常，上顎歯槽骨梁は精緻な顆粒像を呈するのに対し，下顎歯槽骨梁は水平方向の粗な線条像を呈し，比較的広い骨髄腔が散在している．

　一般に，従来のエックス線写真で検出できるAPの初期徴候は，海綿骨のわずかな構造的変化である．これには，罹患した根尖（あるいは他の開口部）周囲の正常な骨梁パターンの分断と崩壊が含まれる．罹患領域における骨梁の崩壊は，境界が明瞭で周囲骨と容易に鑑別可能な場合もあるが，これとは異なり，崩壊領域と周囲骨との境界が不明瞭であるために健康な周囲組織との識別が困難で，解釈が非常に難しい場合もある（図7-5a,b, 7-6a,b）．

　罹患歯の歯根膜腔の拡大が，APの初期徴候である可能性がある．しかし，歯根膜腔の拡大は根管内感染特有の徴候ではなく，歯の動揺や辺縁性歯周炎，神経原性炎症の徴候でもある[43]．さらに，特定の照射角度のエックス線写真では歯根膜腔像が拡大して見える場合もあり[5]，APの初期徴候について評価する際には，このことを念頭に置く必要がある（図7-7a,b）．APと明確に関連した歯根膜腔の拡大は，罹患した根尖（あるいは他の開口部）と隣接領域に限局される．この領域から歯冠側（根管側枝が関与している場合などでは根尖側のこともある）までの歯根膜腔は健全な状態で，罹患部位との変化の差は明らかである．

　さらに比較的初期のAPのエックス線的徴候として，歯槽硬線が破壊され，歯槽硬線の連続性が失われて密度が低くなることがある．あらゆる変化は，根尖孔など微生物が放出される開口部付近に限局される．

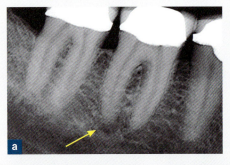
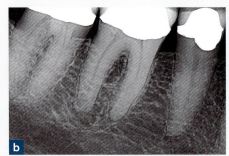

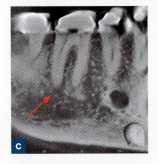
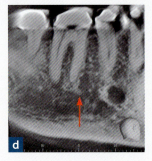
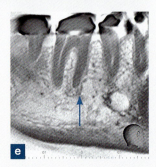

図7-5　患者が下顎右側大臼歯部に非限局性疼痛を訴えた症例.
a, b：偏心投影エックス線写真. 下顎右側第一大臼歯の遠心根の根尖周囲領域に，やや密度が低い骨梁パターン(a，黄矢印)が認められるが，歯槽硬線は正常である(b).
c：CBCT矢状断再構成画像でも，正常な歯槽硬線と遠心根周囲の密度の低い骨梁パターンが認められる(赤矢印).
d：近心根に関連した硬化性骨炎の徴候(赤矢印).
e：再構成画像を白黒反転させた画像が骨梁パターンの評価に有益な場合がある. 硬化性骨炎の徴候を示す部位が反転されている(青矢印). 本症例は，下顎右側第一大臼歯の慢性APと診断された.

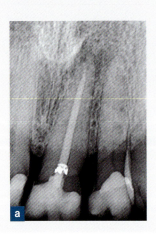
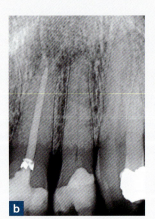
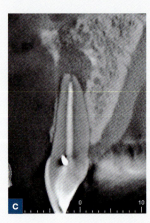

図7-6
a, b：根管治療を実施した上顎左側中切歯の偏心投影エックス線写真. 新たな歯冠修復を予定している. この歯に隣接する根尖部周囲骨にやや密度が低い骨梁パターンが認められるが，根尖周囲の明瞭なエックス線透過像は認められない.
c：CBCT矢状断再構成画像では，上顎左側中切歯に関連した明らかなエックス線透過像が根尖周囲に認められる.

　しかしながら，歯槽硬線の連続性の判定には注意深い観察が必要である．必ずしもエックス線写真で観察できるわけではないが，歯槽硬線には必ず，隣接する歯に供給される血管および神経の通路として小孔がある．さらに，正常歯槽硬線のエックス線不透過性と厚みには，ある程度の個人差があることが予測される．またこれらの特徴は，エックス線の照射角度によっても変化する可能性がある．

　APの発症にともなって海綿骨梁の骨塩量が低下し，骨梁は薄く低密度となる．その結果，隣接する髄腔サイズが増大する．罹患領域が「ショットガン」像と呼ばれる状態を呈する場合もある．この状態は，前述の骨のわずかな構造変化から明らかな根尖周囲のエックス線透過像へと病変が進行する中間期であることを表す．しかし，常にこれを特定できるとは限らない．

　骨の脱灰が臨界閾値に達すると，エックス線透過像が生じる．この段階におけるAP診断はあまり複雑ではない．しかしながら，エックス線写真の撮影角度と対象歯の部位によっては，エックス線透過像が容易に特定できない，あるいは逆に大きく見えるなど，隣接部の解剖学的特徴が読影の妨げとなることがある．根尖周囲のエックス線透過像の境界は明瞭あるいは不明瞭で，皮質化像

7 根尖性歯周炎を診る

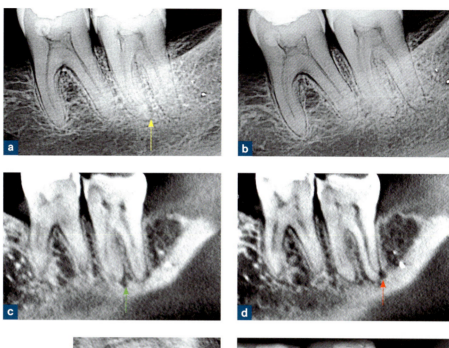
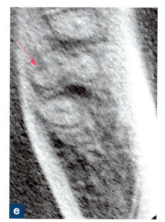
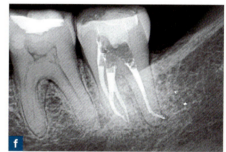

図7-7 下顎左側第二大臼歯に慢性APの症状が限局性に認められた症例.
a, b：偏心投影エックス線写真では，近心根周囲の歯根膜腔が拡大の可能性を示しているが（黄矢印），他に異常は認められない.
c, d：CBCT矢状断再構成画像では，近心根（緑矢印）と遠心根（赤矢印）周囲に明らかなエックス線透過像が認められる.
e：CBCT軸位断再構成画像では，近心根管が3本認められる（ピンクの矢印）.
f：根管充填後のエックス線写真.

を呈する場合もある.

APのもうひとつの前駆病変として，「硬化性骨炎」が考えられる．これは罹患歯の根尖周囲領域において，軽微な根管由来の刺激に反応して緻密骨が産生されたものである．硬化性骨炎は，エックス線写真では罹患した根尖（あるいは他の開口部）周囲領域に限局した不透過像として観察される．硬化性骨炎の領域はさまざまなエックス線写真所見を示し，その境界は明瞭な場合と不明瞭な場合とがある（図7-8a）．従来のエックス線写真では，この種の反応性に形成された緻密骨が，罹患している歯根の解剖学的構造を完全に覆い隠してしまう場合がある．

過去には，AP病変の組織学的様相は根尖部におけるエックス線透過像の大きさ，あるいはその境界部のエックス線不透過性の「白線」や境界部の骨硬化縁（いわゆる白線）の有無など，エックス線画像の特徴で特定できると考えられていた[7]．その後これらの関連性は否定され[30,31]，根尖部透過像の大きさや骨硬化縁の有無，および大きさなどのエックス線写真所見[44]は，AP病変の真の組織学的性質の予測因子としては不十分であると考えられている.

従来のエックス線写真では，特にAPの初期症状の検出が困難であるため，「periapical index：PAI」と呼ば

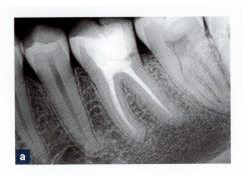
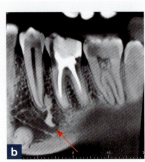

図 7-8
下顎左側第二小臼歯根尖周囲領域の硬化性骨炎は，口内法エックス線写真（a）では特定できないが，CBCT矢状断再構成画像（b）では明確に確認できる（赤矢印）．この健全な下顎左側小臼歯の遠心部には毛髪状のひびが入っており，これが歯髄炎の原因と考えられる．

れるAPの状態を記録するためのスコアシステムが開発された[32]．これは，従来のエックス線写真における複数の特徴によって，AP発症を分類する5点評価システムである．

CBCT

従来のエックス線写真では，APに関連した真の骨破壊度が過小評価される[2, 41]．そのため，従来のエックス線写真上でAPの徴候が認められないからといってその存在が除外されるわけではなく，またエックス線写真上でAPの徴候が認められた場合は，ほとんどの場合でAPと診断することができる[10, 11, 24]．一方CBCTでは，初期段階であっても，幅2 mmの境界明瞭な歯根膜腔の拡大，根尖周囲の境界明瞭なエックス線透過像としてAPが検出される（図7-7）[2, 49]．これらの所見は，暫定的に可逆性歯髄炎と診断された歯の治療計画に影響を与える場合がある．すなわち，従来のエックス線写真では正常範囲内でも，CBCT上で明確にAPが検出される可能性があるため[20]，歯髄保存療法（覆髄法など）ではなく根管治療が適応となることがある．解剖学的ノイズの除去により，疾患にともなう骨喪失の有無や程度について，従来のエックス線写真よりも客観的な評価が可能になる（図7-5，7-6）．また硬化性骨炎についても，より明確に評価できる（図7-8）．

このように，CBCTを使用することによってAPを確実に診断することができ，病変の性状（大きさや程度）を正しく確認することができる．APの真の性状や，重要な解剖学的構造との近接度についてCBCTで評価することは，顕微鏡を用いた外科的歯内療法では特に重要となる[8, 38]．皮質骨の肥厚および穿孔もすべて正確に特定することができ，臨床所見と関連づけることができる．

CBCTと併用するスコアシステムとして，CBCT-PAIの使用が提案されている[15]．この指標は，APによる骨喪失の最大径を定量化するための6段階評価システムである．スコアは，「正常な根尖周囲骨構造」を示す0点から「根尖周囲のエックス線透過像径が8 mm超」を示す5点までで，CBCT分析により根尖周囲皮質骨に拡大や破壊が検出された場合は，スコアに変数＋E（根尖周囲皮質骨の拡大）および＋D（根尖周囲皮質骨の破壊）を追加することができる．近年の報告で，CBCT-PAIはAPの広がりの程度を評価する，再現性のある方法であることが示されている[14]．

CBCTによるAP診断精度の向上は，歯内療法の転帰を評価するうえで意義があると考えられている[18, 37]．CBCTは従来のエックス線写真より感度が優れているため，治療後の病変を長期に検出可能である（図7-4）．したがって，今後は（予後因子を含む）歯内療法の転帰の評価法を見直す必要がある[35]．

エックス線検査では，可及的に患者の被曝量を低減するプロトコルを検討すべきである．近年Al-Nuaimiら[3]は，CBCTの曝露設定をメーカーの初期設定から大きく調節した場合でも，擬似的根尖病変の検出において良好な診断精度が得られることを示した．本研究では，エックス線量を最大74％削減しても，診断率に著明な低下は認められなかった．

結論

以上の研究結果などから，CBCTは従来の口内法エックス線写真より感度および精度の高いAP検出法であることが示唆される．

しかしCBCTは，AP検出のための標準的な画像検査法として使用されるべきではない[38]．臨床的評価および従来のエックス線写真評価で，歯原性あるいは非歯原性疾患の診断が確定できない場合に限って適用すべきである[16]．

参考文献

1. Abella F, Patel S, Durán-Sindreu F, Mercadé M, Bueno R, Roig M. Evaluating the periapical status of teeth with irreversible pulpitis by using cone-beam computed tomography scanning and periapical radiographs. J Endod 2012;38:1588–1591.
2. Abella F, Patel S, Durán-Sindreu F, M. Mercadé M, Bueno R, Roig M. An evaluation of the periapical status of teeth with necrotic pulps using periapical radiography and cone-beam computed tomography. Int Endod J 2014;47:387–396.
3. Al-Nuaimi N, Patel S, Foschi F, Mannocci F. The detection of simulated periapical lesions with CBCT—a dose reduction study. Int Endod J 2016 (accepted for publication).
4. Barbat J, Messer HH. Detectability of artificial periapical lesions using direct digital and conventional radiography. J Endod 1998;24:837–342.
5. Bender IB, Seltzer S. Roentgenographic and direct observation of experimental lesions in bone: I. J Am Dent Assoc 1961;62:152–160.
6. Bender IB, Seltzer S. Roentgenographic and direct observation of experimental lesions in bone: II. J Am Dent Assoc 1961;62:708–716.
7. Bhaskar SN. Periapical lesion—types, incidence and clinical features. Oral Surg Oral Med Oral Pathol 1966;21:657–671.
8. Bornstein MM, Lauber R, Sendi P, von Arx T. Comparison of periapical and limited cone-beam computed tomography in mandibular molars for analysis of anatomical landmarks before apical surgery. J Endod 2011;37:151–157.
9. Brynolf I. A histological and roentenological study of the periapical region of human upper incisors. Odonto Revy 1967;18, Supplement 11.
10. Brynolf I. Roentgenolgic periapical diagnosis. IV. When is one roentgenogram not sufficient? Sven Tandlak Tidskr 1970;63:415–423.
11. Brynolf I. Roentgenolgic periapical diagnosis III. The more roentgenograms – the better information? Sven Tandlak Tidskr 1970;63:409–413.
12. Davies A, Mannocci F, Mitchell P, Andiappan M, Patel S. The detection of periapical pathoses in root filled teeth using single and parallax periapical radiographs versus cone beam computed tomography—a clinical study. Int Endod J 2015;48:582–592.
13. Davies A, Patel S, Foschi, F, Andiappan M, Mitchell PJ, Mannocci F. The detection of periapical pathoses using digital periapical radiography and cone beam computed tomography in endodontically retreated teeth – part 2: a 1 year post-treatment follow-up. Int Endod J 2015; in press.
14. Esposito S, Cardaropoli M, Cotti E. A suggested technique for the application of the cone beam computed tomography periapical index. Dentomaxillofac Radiol 2011;40:506–512.
15. Estrela C, Bueno MR, Azevedo BC, Azevedo JR, Pécora DJ. A new periapical index based on cone beam computed tomography. J Endod 2008;34:1325–1331.
16. European Society of Endodontology, Patel S, Durack C, Abella F, Roig M, Shemesh H, Lambrechts P, Lemberg K. European Society of Endodontology position statement: the use of CBCT in endodontics. Int Endod J 2014;47(6):502-504.
17. European Society of Endodontology. Quality guidelines for endodontic treatment: consensus report of the European Society of Endodontology. Int Endod J 2006;39:921–930.
18. Fernández R, Cadavid D, Zapata SM, Alvarez LG, Restrepo FA. Impact of three radiographic methods in the outcome of nonsurgical endodontic treatment: a five-year follow-up. J Endod 2013;39:1097–1103.
19. Gröndahl HG, Huumonen S. Radiographic manifestations of periapical inflammatory lesions. Endod Topics 2004;8:55–67.
20. Hashem D, Mannocci F, Patel S, Manoharan A, Brown JE, Watson TF, Banerjee A. Clinical and radiographic assessment of the efficacy of calcium silicate indirect pulp capping: a randomized controlled clinical trial. J Dent Res 2015;94:562–268.
21. Huumonen S, Ørstavik D. Radiological aspects of apical periodontitis. Endod Topics 2002;1:3–25.
22. Kabak Y, Abbott PV. Prevalence of apical periodontitis and the quality of endodontic treatment in an adult Belarusian population. Int Endod J 2005;38:238–245.
23. Kanagasingam S, Lim CX, Yong CP, Patel S. Accuracy of single versus multiple images of conventional and digital periapical radiography in diagnosing periapical periodontitis using histopathological findings as a reference standard. Int Endod J 2016 (submitted for publication).
24. Kanagasingam S, Mannocci F, Lim CX, Yong CP, Patel S. Diagnostic accuracy of cone beam computed tomography scans and periapical radiography in detecting apical periodontitis using histopathological findings as a gold standard. Int Endod J 2016 (submitted for publication).
25. Kullendorf B, Nilsson M, Rohlin M. Diagnostic accuracy of direct digital dental radiography for the detection of periapical bone lesions: overall comparison between conventional and direct digital radiography. Oral Surg Oral Med Oral Pathol Oral Radiol Endod 1996;82:344–350.
26. Kullendorf B, Nilsson M. Diagnostic accuracy of direct digital dental radiography for the detection of periapical bone lesions. II. Effects on diagnostic accuracy after application of image processing. Oral Surg Oral Med Oral Pathol Oral Radiol Endod 1996;82:585–589.
27. Liang YH, Li G, Wesselink PR, Wu MK. Endodontic outcome predictors identified with periapical radiographs and cone-beam computed tomography scans. J Endod 2011;37:326–331.
28. Lofthag-Hansen S, Huumonen S, Gröndahl K, Gröndahl HG. Limited cone-beam CT and intraoral radiography for the diagnosis of periapical pathology. Oral Surg Oral Med Oral Pathol Oral Radiol Endod 2007;103:114–119.
29. Low KM, Dula K, Bürgin W, von Arx T. Comparison of periapical radiography and limited cone-beam tomography in posterior maxillary teeth referred for apical surgery. J Endod 2008;34:557–562.
30. Nair PNR. New perspectives on radicular cysts: do they heal? Int Endod J 1998;31:155–160.
31. Nair PN, Sjögren U, Figdor D, Sundqvist G. Persistent periapical radiolucencies of root filled human teeth, failed endodontic treatments and periapical scars. Oral Surg Oral Med Oral Pathol Oral Radiol Endod 1999;87:617-627.
32. Ørstavik D. Time-course and risk analyses of the development and healing of chronic apical periodontitis in man. Int Endod J 1996;29:150–155.
33. Özen T, Kamburoğlu K, Cebeci AR, Yüksel SP, Paksoy CS. Interpretation of chemically created periapical lesions using 2 different dental cone-beam computerized tomography units, an intraoral digital sensor, and conventional film. Oral Surg Oral Med Oral Pathol Oral Radiol Endod 2009;107:426–432.

34. Patel S, Dawood A, Mannocci F, Wilson R, Pitt Ford T. Detection of periapical bone defects in human jaws using cone beam computed tomography and intraoral radiography. Int Endod J 2009;42:507–515.

35. Patel S, Mannocci F, Shemesh H, Wu MK, Wesselink P, Lambrechts P. Radiographs and CBCT – time for a reassessment? Int Endod J 2011;44:887–888.

36. Patel S, Wilson R, Dawood A, Mannocci F. The detection of periapical pathosis using periapical radiography and cone beam computed tomography – Part 1: pre-operative status. Int Endod J 2012;45:702–710.

37. Patel S, Wilson R, Dawood A, Foschi, Mannocci F. The detection of periapical pathosis using digital periapical radiography and cone beam computed tomography – Part 2: a 1-year post-treatment follow-up. Int Endod J 2012;45:711–723.

38. Patel S, Durack C, Abella F, Shemesh H, Roig M, Lemberg M. Cone beam computed tomography in Endodontics—a review. Int Endod J 2015;48:3–15.

39. Paula-Silva FW, Wu MK, Leonardo MR, da Silva LA, Wesselink PR. Accuracy of periapical radiography and cone-beam computed tomography scans in diagnosing apical periodontitis using histopathological findings as a gold standard. J Endod 2009;35:1009–1012.

40. Paula-Silva FW, Hassan B, da Silva LA, Leonardo MR, Wu MK. Outcome of root canal treatment in dogs determined by periapical radiography and cone-beam computed tomography scans. J Endod 2009;35:723–726.

41. Paula-Silva FW, Santamaria M Jr, Leonardo MR, Consolaro A, da Silva LA. Cone-beam computerized tomographic, radiographic, and histological evaluation of periapical repair in dogs post-endodontic treatment. Oral Surg Oral Med Oral Pathol Oral Radiol Endod 2009;108:796–805.

42. Pauls V, Trott JR. A radiological study of experimentally produced lesions in bone. Dent Pract Dent Rec 1966;16:254–258.

43. Pope O, Sathorn C, Parashos P. A comparative investigation of cone-beam computed tomography and periapical radiography in the diagnosis of a healthy periapex. J Endod 2014;40:360–540.

44. Ricucci D, Mannocci F, Ford TR. A study of periapical lesions correlating the presence of a radiopaque lamina with histological findings. Oral Surg Oral Med Oral Pathol Oral Radiol Endod 2006;101:389–394.

45. Schwartz SF, Foster JK Jr. Roentgenographic interpretation of experimentally produced bony lesions. I. Oral Surg Oral Med Oral Pathol 1971;32:606–612.

46. Shoha RR, Dowson J, Richards AG. Radiographic interpretation of experimentally produced bony lesions. Oral Surg Oral Med Oral Pathol 1974;38:294–303.

47. Soğur E, Gröndahl HG, Baksı BG, Mert A. Does a combination of two radiographs increase accuracy in detecting acid-induced periapical lesions and does it approach the accuracy of cone-beam computed tomography scanning? J Endod 2012;38:131–136.

48. Stavropoulos A, Wenzel A. Accuracy of cone beam dental CT, intraoral digital and conventional film radiography for the detection of periapical lesions: an *ex vivo* study in pig jaws. Clin Oral Investig 2007;11:101–106.

49. Tsai P, Torabinejad M, Rice D, Azevedo B. Accuracy of cone-beam computed tomography and periapical radiography in detecting small periapical lesions. J Endod 2013;38:965–970.

50. Vertucci FJ, Haddix JE. Tooth morphology and access cavity preparation. In: Hargreaves KM, Cohen S (eds). Pathways of the Pulp, ed 10. Missouri, MO: Mosby, 2010: 236–222.

Chapter 8
非外科的,外科的再根管治療での活用

Shanon Patel, Hagay Shemesh, Navid Saberi
翻訳:柴田直樹,中田和彦〔愛知学院大学 歯学部 歯内治療学講座〕

はじめに

根管治療は,通常,高い成功率を誇るが[33],ときとして予後不良となることもある.根管治療の失敗に関しては,さまざまな要因が報告されている[2,34,44].

根管治療が奏功しなかった歯には,状況に応じた対策が必要であり,その要因は複合的である場合も多い(図8-1).治療法の選択肢としては,一般的に非外科的な再根管治療,外科的な再根管治療,抜歯および経過観察などがある.また,分割抜歯や意図的再植術を選択することもある.

再根管治療を行うにあたっては,正確な診断と失敗要因を特定することによってのみ,有効な治療方針の立案が可能となる.そこで本章では,失敗した根管治療歯の再治療に際し,歯科用コーンビーム CT(CBCT)によって得られたデータが,臨床的な意思決定と治療計画に及ぼす影響について検索する(図8-1).

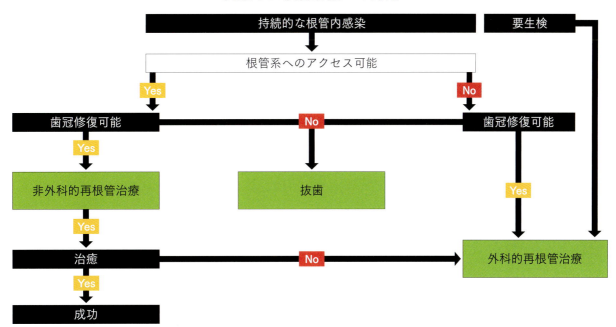

図8-1 失敗した根管治療への対応における臨床的な意思決定に関係する要因.
緑色のボックスは治療計画を示す.根管系へアクセスする臨床医の能力がフローチャートの核となっていることに留意し,まず可及的に非外科的再根管治療を試みるべきである.ただし根尖部の生検が必要な症例や,溢出した根管治療用材料の除去が必要な症例など,場合によっては外科的再根管治療が第一選択となる.

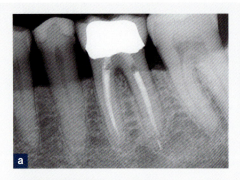
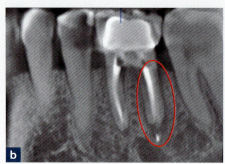
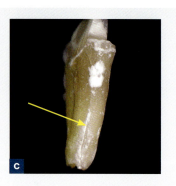
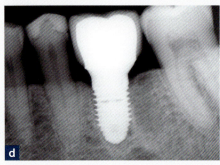

図 8-2
a：下顎左側第一大臼歯の口内法エックス線写真．既根管治療歯で，根尖部や歯根周囲に透過像は認められない．
b：CBCT 矢状断像では，遠心根の遠心側に沿って根尖方向に広がるわずかな骨吸収（赤円）が確認され，垂直性歯根破折が疑われた．
c：抜去された下顎左側第一大臼歯には，垂直性の破折線が確認された（黄矢印）．
d：抜歯後，インプラントが埋入された（インプラント治療は Dr. Andrew Dawood による）．

非外科的再根管治療

CBCT は，失敗した根管治療への対応において有効であり[10]，口内法エックス線検査では不可能であった根尖病変の検出，その正確な位置（原因根），および様相に関する情報を与えてくれる[7, 38, 43]．また，過剰根管[4, 32]や垂直性歯根破折（図 8-2），穿孔（図 8-3, 8-4），歯根吸収の位置や様相（図 8-5, 8-6）などの複雑な状況も，CBCT によって確認することができる[8, 42]．

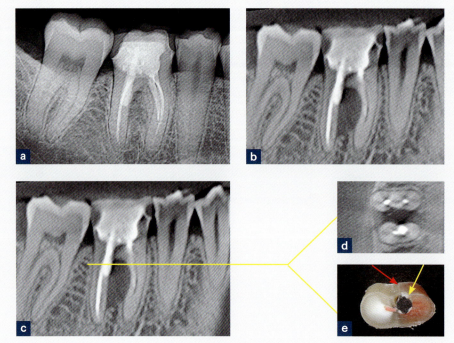

図 8-3
a：下顎右側第一大臼歯の口内法エックス線写真．既根管治療歯で，打診にはわずかな違和感を示すが，歯内または歯周疾患の明らかな徴候はなく，根尖部や歯根周囲に透過像は認められない．治療方針は，非外科的再根管治療を含めて検討した．遠心根の近心側に，ポストによる穿孔が疑われた．しかしこのエックス線所見は，デジタルセンサーへのエックス線束に起因するものとも考えられた．
b, c：CBCT 検査により，治療方針が変更された．CBCT 矢状断像では，歯槽中隔部に穿孔を示唆する大きな透過像が確認された．
d：CBCT 軸位断像では，穿孔部と歯槽中隔部骨欠損の範囲が確認された．
e：保存不可能として抜去された歯には，穿孔（黄矢印）だけでなく垂直性歯根破折（赤矢印）も確認された．

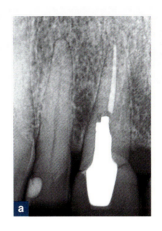
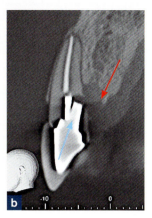

図8-4
a：上顎右側中切歯の口内法エックス線写真．既根管治療歯で，ポスト保持で修復されている．診査の結果，口蓋側に4mmの歯周ポケットが認められたが，他に異常は認められなかった．口内法エックス線写真ではポストが遠心方向に変位しているが，歯槽硬線は健全で，歯根膜腔の拡大や根尖および歯根周囲の明らかな透過像は認められない．さらに，根管充塡の到達度および緊密度は十分であると観察される．
b：CBCT矢状断像では，ポスト形成の方向が口蓋側に傾斜し（青矢印），歯冠側1/3の位置で根管壁が穿孔していることが確認された．また，口蓋側にはそれに起因した骨欠損が明らかである（赤矢印）．

根尖病変の検出

口内法エックス線検査では，特に大臼歯において，根尖病変を十分に検出できないことが証明されている[7,22,50]．根管充塡歯に新たな歯冠修復処置を行う場合，根尖病変の有無は，再根管治療を行うか否かの判断に大きく影響を及ぼすことになる（図8-2，8-3）．Daviesら[10]は，非外科的再根管治療の結果をエックス線画像で評価したところ，口内法エックス線写真と比較して，CBCTでは経過良好例が少なかったと報告している．CBCTによる評価は，このような症例への対応に影響を与えることになる．根尖病変の診断に関するCBCTの性能については，Chapter 7でさらに論じる．

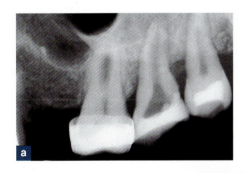
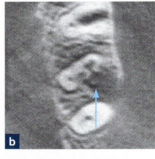
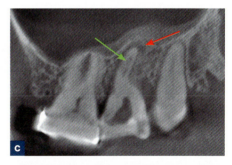
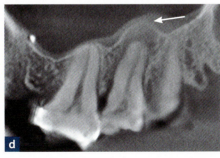
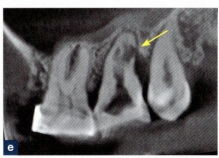

図8-5
a：上顎左側第二大臼歯の口内法エックス線写真．麻酔の失敗により根管治療が中断され，患者は歯内治療専門医に紹介された．
b：CBCT軸位断像では内部吸収がみられ，遠心頬側根，近心頬側根および口蓋根の根管壁への穿孔が確認された（青矢印）．
c～e：再構成されたCBCT矢状断像．(c)近心頬側根，(d)口蓋根，(e)遠心頬側根．CBCT画像により，近心頬側根と口蓋根の内部吸収病変の正確な大きさと状況が明らかになり(c, d)，根尖部透過像（赤矢印，白矢印）と関係していることがわかる．また，近心頬側根管（緑矢印）と遠心頬側根(e)に関連した内部吸収の徴候も認められ，非常に大きな穿孔性の内部吸収病変（黄矢印）に関連している．(e)では，遠心部の歯槽骨の欠損と内部吸収による歯根表面の欠損に注目すべきである．このような吸収性病変の存在と様相を，術前に把握しないまま化学的および機械的な根管治療を行うと，次亜塩素酸ナトリウムによる事故を引き起こすリスクが非常に高くなる．なおこの歯は保存不可能として抜去された．

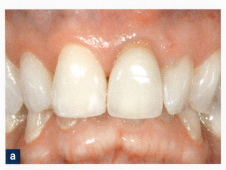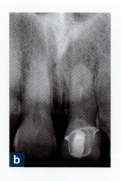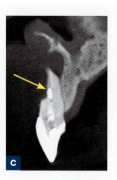

図 8-6
a, b：上顎左側中切歯の口腔内写真(a)と口内法エックス線写真(b)．既根管治療歯で，根尖部に境界明瞭な円形の透過像が認められる．根管充塡は到達度と緊密度が不良であった．非外科的再根管治療の間，根管長測定器は不安定で，作業長を正確に測定することができなかった．
c：CBCT 矢状断像では，歯冠側 1/3 から根尖にかけて唇側歯根部が著明に欠損し（黄矢印），根尖部の骨吸収と関連していることが確認できた．再根管治療は不可能であるため，抜歯された．

　CBCT を用いた歯根肉芽腫と歯根囊胞の鑑別診断についても，さまざまな検討が行われている[15,41,43]．Bornstein ら[5] は，CBCT が歯根肉芽腫と歯根囊胞を確実に鑑別できなかったと結論づけている．現在，確定診断可能な唯一の方法は，病変部の摘出後に連続組織切片を作製する病理組織検査である[29]．

　CBCT は，垂直性歯根破折（VRFs）の診断においても有効であることが明らかにされている．既根管治療歯（図 8-2）の VRF を疑わせる歯根周囲のわずかな骨欠損の徴候は，他の検査では確認が困難であっても，CBCT によってその存在が確定できる場合がある[3,16,53]．VRF の有無は治療計画に大きく影響する因子であるため，Chapter 11 でさらに詳述する．

既存の根管治療の精度を評価する

　臨床研究や疫学研究では，根管充塡の精度と治療の結果に，強い相関があることが報告されている[19,23]．根管充塡の精度は，通常，口内法エックス線写真上で根管充塡の到達度と緊密度を評価する（図 8-7）．エックス線学的根尖より 0〜2 mm の位置まで根管充塡が施されている場合，過剰または不足な場合と比較してより良好な治療結果となることが示されている[14,23]．また死腔のない根管充塡も，高い成功率につながることが報告されている[33,45,46]．

　Liang ら[23] は，口内法エックス線写真では CBCT と比較して根管充塡の精度が過大に評価されることを示した．すなわち，口内法エックス線写真で根管充塡がエックス線学的根尖と一致していた場合でも，CBCT 検査では過剰であることが確認された．さらに CBCT は，口内法エックス線写真に比べ，根管充塡材が満たされていない死腔（特に頰舌側）を検知できる点で優れていることが示された[23]．

　また難治症例において，CBCT の情報は非外科的あるいは外科的再根管治療の選択に影響を与えることもある．状況によっては，抜歯が唯一の現実的な選択肢と判断せざるを得ないこともある[8,12,42]．

根管の見落としや解剖学的特徴の確認

　根管系の殺菌が不十分であると，根管治療の失敗に直結する[35]．患歯に存在する根管のすべてを確認できないまま治療を継続すれば，根管内の感染は持続することになる．過剰根管（図 8-8，8-9）と解剖学的な異常を検知する CBCT の性能は，十分に検証されている[1, 9, 48,49]．しかし，隣接した歯根の根管充塡材に起因する散乱線の影響により，根管数を過剰に判定してしまうという誤った画像診断に至ることがある[20]．

　術前の CBCT 検査により，根管の位置が容易に確認できるため，正確な髄室開拡の窩洞設定や，健全象牙質

8 非外科的,外科的再根管治療での活用

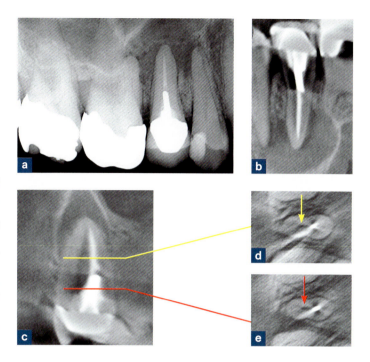

図 8-7
a：上顎右側第二小臼歯の口内法エックス線写真．既根管治療歯で，境界明瞭で大きな根尖部透過像が認められる．根管充填の緊密度と到達度は十分である．
b：CBCT 矢状断像では，口内法エックス線写真の所見が正しいことがわかる．
c：しかし CBCT 冠状断像では，口蓋根管が確認されておらず，根管系の約 75％が未充填であることがわかる．
d, e：歯根中央部(d)と歯冠側 1/3(e)の軸位断像でも，口蓋根管が未処置であることが確認できる（矢印）．根尖性歯周炎の診断は，口内法エックス線写真で確定できたが，口蓋根管の存在までは確認できなかった．この所見は，徹底的で予知性の高い器具操作を行うために欠かせない．

の過剰切削を最小限に抑えることができる[37,49]．また，未清掃の可能性がある根管系内のイスムスやフィンの存在を特定し，対処することも可能である（図 8-10）[24]．さらに，大臼歯で樋状根管が高い頻度で発現することも，CBCT を用いて確認されている[17]．

CBCT で根管の分岐や癒合を確認することは，根管形成や根管充填の方法にも影響を与える．たとえば，上顎大臼歯の根管治療が適切に行われているように見えたにもかかわらず予後不良の場合，近心頬側根の 1 根管が特定されただけで，未発見の第四根管が治療失敗の原因であることが示唆される．その場合は未発見の根管を特定し，消毒および封鎖するために非外科的再根管治療を

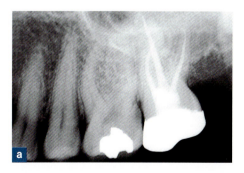
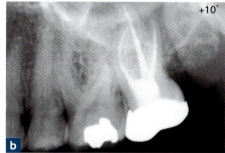
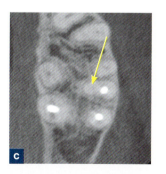
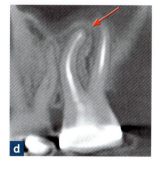

図 8-8
a, b：上顎左側第二大臼歯の偏心投影を併用した口内法エックス線写真．既根管治療歯で，根管充填の緊密度と到達度は十分であり，根尖部透過像の存在は確認できなかった．
c, d：CBCT 軸位断像(c)では未充填の第四根管（黄矢印）が認められ，また矢状断像(d)では，近心頬側根に関連した根尖部透過像（赤矢印）が確認された．既存の根管治療は経験豊富な歯内治療専門医によって行われており，これ以上の改善が可能かは不明確であった．また，患者の症状が根管内の感染あるいは垂直性歯根破折のどちらに起因するかも不明であった．CBCT 検査により，患者の症状が根管由来であることが確定できたため，治療方針として非外科的再根管治療を第一選択とした．

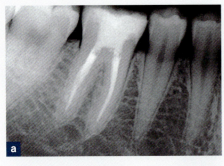
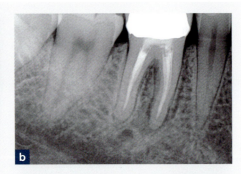
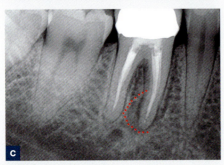
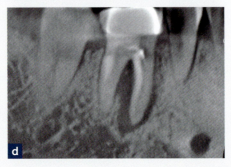
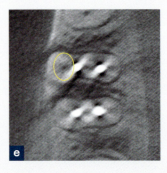

図 8-9
a：下顎右側第一大臼歯の口内法エックス線写真．到達度，緊密度ともに十分な根管充塡が行われている．
b：5年後の予後診査では，近心根の遠心側に沿って歯根周囲の透過像（J状の透過像）が認められ，垂直性歯根破折に起因すると思われる骨欠損がみられる．
c：10°の偏遠心投影により，透過像の存在が確認できた（赤点線）．
d：CBCT 矢状断像では，垂直性歯根破折を疑わせる骨欠損の範囲が明らかとなった．
e：しかし再構成された軸位断像では，見落とされた未充塡の第三の近心根管が発見された（黄円）．さまざまな治療法を検討した結果，患者は抜歯を選択した．

行う．しかし，CBCT により第四根管の欠如が確認された場合は，外科的アプローチの方が妥当といえる．

外科的再根管治療

外科的再根管治療は，根管治療後も炎症が持続して治癒しない場合や，除去や穿通ができない破折器具，レッジ，根管閉鎖が存在して非外科的再根管治療が不可能，あるいはすでに再治療を試みたにもかかわらず根尖孔外の感染により治癒しなかった場合に適用される[30,52]．さらに生検や診査のための手術が必要な場合は，外科的な対応を行う[18,44]．

CBCT は，外科的再根管治療の計画立案の際に推奨される検査である[47]．Rigoloneら[40]は，上顎第一大臼歯の口蓋根に対する外科的再根管治療を計画立案するうえで，CBCT が重要な役割を果たすであろうと結論づけている．それによると，皮質骨と口蓋根根尖部の距離計測や，歯根間の上顎洞底の位置を評価することができたとしている（図 8-11）．

CBCT は，下顎管やオトガイ孔，上顎洞など，根尖付近に存在する重要な解剖学的構造物との位置関係を，さまざまなスライス面を選択することで確認することができる[6,25,36]．口内法エックス線写真では検出が困難であった上顎大臼歯の根尖病変が，CBCT によって推定より大きく，上顎洞底に穿孔していることが確認された場合，外科的再根管治療を適用しないと判断されることもある[27]．

適切な CBCT のスライス面を選定することにより，皮質骨の厚み，海綿骨の骨梁，フェネストレーションの存在や位置（図 8-12），および外科的再根管治療を計画している歯根の傾斜の程度を術前に確定することができる[25,26,31]．歯根形態や骨の解剖学的構造は，根管の数およびそれらの癒合や分岐の有無と同様に，三次元的に視覚化することができる．これらの情報は，良好な治療結果を導くために重要となる．未確認（および未処置）の根

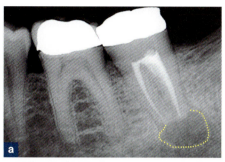
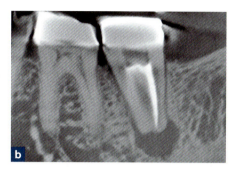
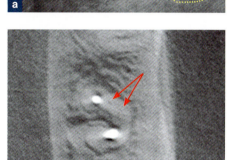
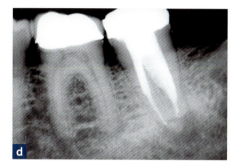

図 8-10
a：下顎左側第二大臼歯の口内法エックス線写真．難治性根尖性歯周炎で，根管充填の到達度と緊密度は十分なように見える．
b：CBCT 矢状断像では，病変の正確な大きさと外形が観察できる．
c：CBCT 軸位断像では，樋状根であり，見落とされた根管が確認できる（赤矢印）．
d：再根管治療後 1 年の診査において，根尖部透過像は縮小していた．なお十分な化学的・機械的清掃と根管充填を行ったことにより，(a)とは充填された根管系の形態が異なっている．

管は，軸位断像を用いれば確定できることがある[25,26]．根尖病変の実際の大きさ，位置および範囲を特定し，原因根を確定することもできる[38]．このような情報は，非外科的あるいは外科的再根管治療のいずれかを決定する際に影響を及ぼす場合がある．

Low ら[26]は，根尖部の外科処置のために評価した根管治療済みの上顎臼歯について，口内法エックス線写真と CBCT の所見を比較したところ，CBCT で検知された根尖病変のうち，34％は口内法エックス線写真では確認できなかったと報告している．さらに，根尖が上顎洞底と非常に近接していたり，根尖病変と上顎洞底の間の歯槽骨が 1mm 未満の場合，口内法エックス線写真で根尖病変を検出できる可能性が減少していたことから，口内法エックス線写真では上顎大臼歯部の根尖病変を検出できる感度が低かったとしている．

Bornstein ら[6]は，根管治療済みの下顎臼歯について調査し，口内法エックス線写真では 26％の根尖病変が見落とされたという同様の結果を報告している．

Kurt ら[21]は，上顎第一大臼歯 40 本に対して外科的再根管治療を行い，術前に CBCT 検査を行った患者群と，口内法エックス線写真のみで評価した患者群を比較したところ，CBCT 適用例では手術中の上顎洞への穿孔が少なく，施術が効果的に行われたとしている．

結論

術前の CBCT スキャンによる検査は，再根管治療を行ううえで，従来法に勝る有用な情報を提供してくれる[51]．特に複雑な根管治療の症例では，CBCT 検査から得られた情報が，治療計画の立案[11,28]や，最終的な治療成績に影響を及ぼすことがある．

CBCT 検査により，かつては検出できなかった根尖病変の存在と位置，歯の複雑な解剖学的形態，近接した解剖学的構造物，穿孔などの医療過誤といった合併症を確認できるため，非外科的および外科的歯内治療の的確な実施が期待される．

CBCT 検査の適用は，歯内治療上の問題を診断して対応するために，従来のエックス線検査法では十分な情報が得られない場合にのみ考慮すべきである[39]．CBCT 検査では，患者の受ける利益がリスクより勝るべきである．すなわち，いずれの CBCT 検査でも，その正当化と患者の放射線被曝の最適化が欠かせない[13]．

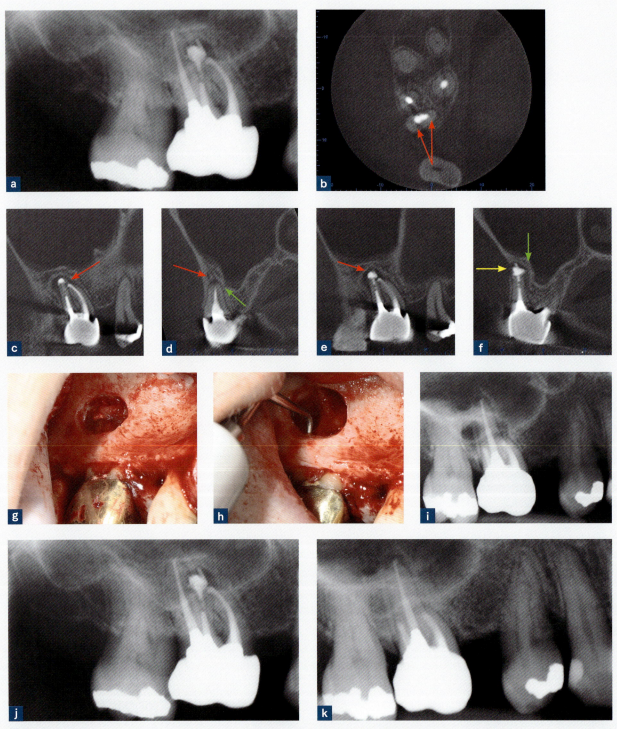

図 8-11
a：上顎右側第一大臼歯の口内法エックス線写真．根管治療の失敗により根尖部に根管充塡材が溢出しており，近心および遠心頰側根の根尖周囲に透過像が認められる．

b：歯根中央部 1/3 の軸位断像では，2 つの近心頰側根管が確認された．このイスムス部分は形成，清掃および充塡が行われていることがわかる（赤矢印）．

c～f：CBCT の矢状断像と冠状断像（c, d：近心頰側根，e, f：遠心頰側根）では，根尖部透過像の位置と範囲，根管充塡材の溢出部位が確認できる（赤矢印）．なお緑矢印は歯根の上顎洞への近接，黄矢印は頰側歯槽骨の穿孔を示すが，上顎洞底は健全である（c～f）．

CBCT 冠状断像は，外科的再根管治療の術前に上顎洞が根分岐部にあるか診査する際に役立つ．本症例では，上顎洞が頰側根と口蓋根の間の歯槽中隔へ進展していることが明らかである（d～f）．

g, h：骨の削除面ならびに切除された頰側根に対して，超音波で逆根管形成中の口腔内写真．

i：術直後，近心および遠心頰側根への外科的再根管治療が良好に行われていることが確認できる．

j, k：術前（j）と術後 1 年（k）の口内法エックス線写真を比較すると，同歯の治癒が確認できる．

8 非外科的,外科的再根管治療での活用

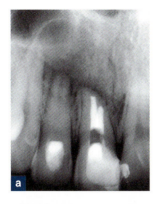
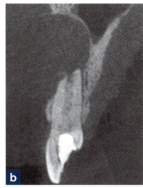
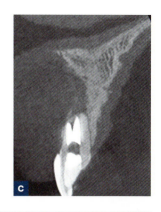
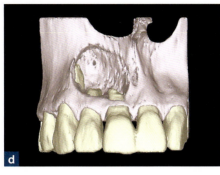
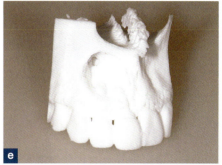
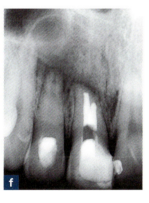
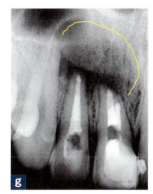
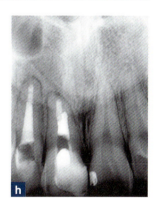

図 8-12
a：上顎右側中切歯および側切歯の口内法エックス線写真．大きな根尖部透過像が認められる．中切歯は既根管治療歯で，根管充填の緊密度と到達度は十分に標準的であるといえる．
b：上顎右側側切歯の CBCT 矢状断像では，根尖部に歯根吸収と，非常に大きく，境界明瞭な透過像が確認できる．なお唇側歯槽骨は欠損している．
c：上顎右側中切歯の CBCT 矢状断像では，同歯が根尖部骨欠損と関連し，包含されていることがわかる．
d：インプラント治療用ソフトウェアは，病変の全体像と周囲の解剖学的構造を含む三次元立体構成画像を作成できるため，治療に役立つ．
e：DICOM データを用いて作製した解剖学的構造のナイロンモデルは，視覚化の向上と外科的治療方針の立案に有用となりうる（Cavendish Imaging, London, UK）．
f, g：上顎右側中切歯は外科的再根管治療，同側切歯は根管治療と根尖切除術にて対応した．
h：同歯の術後 1 年の口内法エックス線写真では，著明な骨の増生をともなう治癒が確認できる．

参考文献

1. Abella F, Patel S, Durán-Sindreu F, Mercadé M, Roig M. Mandibular first molars with disto-lingual roots: review and clinical management. Int Endod J 2012;45:963–978.

2. Azim AA, Griggs JA, Huang GT. The Tennessee study: factors affecting treatment outcome and healing time following nonsurgical root canal treatment. Int Endod J 2015; doi: 10.1111/iej.12429 [Epub ahead of print].

3. Bernardes RA, de Moraes IG, Húngaro Duarte MA, Azevedo BC, de Azevedo JR, Bramante CM. Use of cone-beam volumetric tomography in the diagnosis of root fractures. Oral Surg Oral Med Oral Pathol Oral Radiol Endod 2009;108:270–277.

4. Blattner TC, Goerge N, Lee CC, Kumar V, Yelton CD. Efficacy of cone-beam computed tomography as a modality to accurately identify the presence of second mesiobuccal canals in maxillary first and second molars: a pilot study. J Endod 2010;36:867–870.

5. Bornstein MM, Bingisser AC, Reichart PA, Sendi P, Bosshardt DD, von Arx T. Comparison between radiographic (2-dimensional and 3-dimensional) and histologic findings of periapical lesions treated with apical surgery. J Endod 2015;41:804–811.

6. Bornstein MM, Lauber R, Sendi P, von Arx T. Comparison of periapical and limited cone-beam computed tomography in mandibular molars for analysis of anatomical landmarks before apical surgery. J Endod 2011;37:151–157.

7. Cheung GSP, Wei WL, McGrath C. Agreement between periapical radiographs and cone-beam computed tomography for assessment of periapical status of root filled molar teeth. Int Endod J 2013;46:889–895.

8. D'Addazio PS, Campos CN, Özcan M, Teixeira HGC, Passoni RM, Carvalho ACP. A comparative study between cone-beam computed tomography and periapical radiographs in the diagnosis of simulated endodontic complications. Int Endod J 2011;44:218–224.

9. Davies A, Mannocci F, Mitchell P, Andiappan M, Patel S. The detection of periapical pathoses in root filled teeth using single and parallax periapical radiographs versus cone beam computed tomography – a clinical study. Int Endod J 2015;48:582–592.

10. Davies A, Patel S, Foschi F, Andiappan M, Mitchell PJ, Mannocci F. The detection of periapical pathoses using digital periapical radiography and cone beam computed tomography in endodontically retreated teeth - part 2: a 1 year post-treatment follow-up. Int Endod J 2016;49(7):623-635.

11. Ee J, Fayad MI, Johnson BR. Comparison of endodontic diagnosis and treatment planning decisions using cone-beam volumetric tomography versus periapical radiography. J Endod 2014;40:910–916.
12. Eskandarloo A, Mirshekari A, Poorolajal J, Mohammadi Z, Shokri A. Comparison of cone-beam computed tomography with intraoral photostimulable phosphor imaging plate for diagnosis of endodontic complications: a simulation study. Oral Surg Oral Med Oral Pathol Oral Radiol 2012;114:e54–61.
13. European Society of Endodontology position statement: The use of CBCT in Endodontics. Int Endod J 2014;47:502–504.
14. European Society of Endodontology. Quality guidelines for endodontic treatment: consensus report of the European Society of Endodontology. Int Endod J 2006;39:921–930.
15. Guo J, Simon JH, Sedghizadeh P, Soliman ON, Chapman T, Enciso R. Evaluation of the reliability and accuracy of using cone-beam computed tomography for diagnosing periapical cysts from granulomas. J Endod 2013;9:1485–1490.
16. Kajan ZD, Taromsari M. Value of cone beam CT in detection of dental root fractures. Dentomaxillofac Radiol 2012;41:3–10.
17. Kim SY, Kim BS, Kim Y. Mandibular second molar root canal morphology and variants in a Korean subpopulation. Int Endod J. 2016;49(2):136-144.
18. Kim S, Kratchman S. Modern endodontic surgery concepts and practice: a review. J Endod 2006;32:601–623.
19. Kirkevang LL, Vaeth M, Wenzel A. Ten-year follow-up of root filled teeth: a radiographic study of a Danish population. Int Endod J 2014;47:980–988.
20. Krithikadatta J, Kottoor J, Karumaran CS, Rajan G. Mandibular first molar having an unusual mesial root canal morphology with contradictory cone-beam computed tomography findings: a case report. J Endod 2010;36:1712–1716.
21. Kurt SN, Üstun Y, Erdogan Ö, Evlice B, Yoldas O, Öztunc H. Outcomes of periradicular surgery of maxillary first molars using a vestibular approach: a prospective, clinical study with one year of follow-up. J Oral Maxillofac Surg 2014;72:1049–1061.
22. Liang YH, Jiang L, Gao XJ, Shemesh H, Wesselink PR, Wu MK. Detection and measurement of artificial periapical lesions by cone-beam computed tomography. Int Endod J 2014;47:332–338.
23. Liang YH, Li G, Shemesh H, Wesselink PR, Wu MK. The association between complete absence of post-treatment periapical lesion and quality of root canal filling. Clin Oral Investig 2012;16:1619–1626.
24. Liang YH, Yuan M, Li G, Shemesh H, Wesselink PR, Wu MK. The ability of cone-beam computed tomography to detect simulated buccal and lingual recesses in root canals. Int Endod J 2012;45:724–729.
25. Lofthag-Hansen S, Huumonen S, Gröndahl K, Gröndahl HG. Limited cone-beam CT and intraoral radiography for the diagnosis of periapical pathology. Oral Surg Oral Med Oral Pathol Oral Radiol Endod 2007;103:114–119.
26. Low KM, Dula K, Bürgin W, von Arx T. Comparison of periapical radiography and limited cone-beam tomography in posterior maxillary teeth referred for apical surgery. J Endod 2008;34:557–562.
27. Maillet M, Bowles WR, McClanahan SL, John MT, Ahmad M. Cone-beam computed tomography evaluation of maxillary sinusitis. J Endod 2011;37:753–757.
28. Mota de Almeida JF, Knutsson K, Flygare L. The impact of cone beam computed tomography on the choice of endodontic diagnosis. Int Endod J 2015;48:564–572.
29. Nair PNR, Pajarola G, Schroeder HE. Types and incidence of human periapical lesions obtained with extracted teeth. Oral Surg Oral Med Oral Pathol Oral Radiol Endod 1996;81:93–102.
30. Nair PN. Pathogenesis of apical periodontitis and the causes of endodontic failures. Crit Rev Oral Biol Med 2004;15:348–381.
31. Nakata K, Naitoh M, Izumi M, Inamoto K, Ariji E, Nakamura H. Effectiveness of dental computed tomography in diagnostic imaging of periradicular lesion of each root of a multirooted tooth: a case report. J Endod 2006;32:583–587.
32. Neelakantan P, Subbarao C, Subbarao C V. Comparative evaluation of modified canal staining and clearing technique, cone-beam computed tomography, peripheral quantitative computed tomography, spiral computed tomography, and plain and contrast medium-enhanced digital radiography in studying root canal morphology. J Endod 2010;36:1547–1551.
33. Ng YL, Mann V, Gulabivala K. A prospective study of the factors affecting outcomes of nonsurgical root canal treatment: part 1: periapical health. Int Endod J 2011;44:583–609.
34. Ng YL, Mann V, Rahbaran S, Lewsey J, Gulabivala K. Outcome of primary root canal treatment: systematic review of the literature—part 1. Effects of study characteristics on probability of success. Int Endod J 2007;40:921–939.
35. Ng YL, Mann V, Rahbaran S, Lewsey J, Gulabivala K. Outcome of primary root canal treatment: systematic review of the literature—part 2. Influence of clinical factors. Int Endod J 2008;41:6–31.
36. Patel S, Dawood A, Whaites E, Pitt Ford T. The potential applications of cone beam computed tomography in the management of endodontic problems. Int Endod J 2007;40:818–830.
37. Patel S. The use of cone beam computed tomography in the conservative management of dens invaginatus: a case report. Int Endod J 2010;43:707–713.
38. Patel S, Wilson R, Dawood A, Mannocci F. The detection of periapical pathosis using periapical radiography and cone beam computed tomography—part 1: pre-operative status. Int Endod J 2012;45:702–710.
39. Patel S, Durack C, Abella F, Shemesh H, Roig M, Lemberg K. Cone beam computed tomography in endodontics—a review. Int Endod J 2015;48:3–15.
40. Rigolone M, Pasqualini D, Bianchi L, Berutti E, Bianchi SD. Vestibular surgical access to the palatine root of the superior first molar: "low-dose cone-beam" CT analysis of the pathway and its anatomic variations. J Endod 2003;29:773–775.
41. Rosenberg PA, Frisbie J, Lee J, Lee K, Frommer H, Kottal S, Phelan J, Lin L, Fisch G. Evaluation of pathologists (histopathology) and radiologists (cone beam computed tomography) differentiating radicular cysts from granulomas. J Endod 2010;36:423–428.
42. Shemesh H, Cristescu RC, Wesselink PR, Wu MK. The use of cone-beam computed tomography and digital periapical radiographs to diagnose root perforations. J Endod 2011;37:513–516.
43. Simon JH, Enciso R, Malfaz JM, Roges R, Bailey-Perry M, Patel A. Differential diagnosis of large periapical lesions using cone-beam computed tomography measurements and biopsy. J Endod 2006;32:833–837.
44. Siqueira Jr JF. Aetiology of root canal treatment failure: why well-treated teeth can fail. Int Endod J 2001;34:1–10.
45. Sjögren U, Hägglund B, Sundqvist G, Wing K. Factors affecting the long-term results of endodontic treatment. J Endod 1990;16:498–504.
46. Song M, Jung IY, Lee SJ, Lee CY, Kim E. Prognostic factors for clinical outcomes in endodontic microsurgery: a retrospective study. J Endod 2011;37:927–933.
47. Tsurumachi T, Honda K. A new cone beam computerized tomography system for use in endodontic surgery. Int Endod J 2007;40:224–232.
48. Tu MG, Tsai CC, Jou MJ, Chen WL, Chang YF, Chen SY, Cheng HW. Prevalence of three-rooted mandibular first molars among Taiwanese individuals. J Endod 2007;33:1163–1166.
49. Tu MG, Huang HL, Hsue SS, Hsu JT, Chen SY, Jou MJ, Tsai CC. Detection of permanent three-rooted mandibular first molars by cone-beam computed tomography imaging in Taiwanese individuals. J Endod 2009;35:503–507.
50. Venskutonis T, Daugela P, Strazdas M, Juodzbalys G. Accuracy of digital radiography and cone beam computed tomography on periapical radiolucency detection in endodontically treated teeth. J Oral Maxillofac Res 2014;1;5:e1.
51. Venskutonis T, Plotino G, Juodzbalys G, Mickevičienė L. The importance of cone-beam computed tomography in the management of endodontic problems: a review of the literature. J Endod 2014;40:1895–1901.
52. Wang N, Knight K, Dao T, Friedman S. Treatment outcome in endodontics-The Toronto Study. Phases I and II: apical surgery. J Endod 2004;30:751–761.
53. Wang P, Yan XB, Lui DG, Zhang WL, Zhang Y, Ma XC. Detection of dental root fractures by using cone-beam computed tomography. Dentomaxillofac Radiol 2011;40:290–298.

Chapter 9

外傷歯を診る

Mitsuhiro Tsukiboshi〔月星光博〕, *Conor Durack*
翻訳：月星太介〔愛知県・月星歯科クリニック〕

はじめに

1992年，世界保健機関（WHO）は多種にわたる歯科外傷（TDIs）の分類を作成した[40].

Andreasenら[8]はその2年後，WHOの分類にはなかった定義づけと外傷全体の分類などの修正を加えている（**表9-1~9-4**）.

歯科外傷の罹患率についての報告は，疫学測定の統一性を欠くため，かなりのばらつきがある．米国では6~50歳までの154万人を対象に国民調査が行われ，6~20歳では約3人に1人，20~50歳では4人に1人に歯科外傷の既往があった[29].

歯科外傷の正確な診断は，現病歴と患者の全身状態の情報収集が必須である．この診査には受傷部の歯列，周囲軟組織，そして場合により隣接した部位での特定の臨床的診査とエックス線写真検査が含まれる．エックス線写真検査は診断の補助であり，それのみで診断が下ることはない．

歯科外傷は，歯髄閉塞（pulp canal obliteration）[13]，歯髄壊死（pulp necrosis）[12]，根尖性歯周炎（AP）の発症，歯根吸収[12]，そして辺縁性歯周炎[12,32]のような受傷後の合併症に発展することが多い．このような合併症は単独または複合して起こり，歯の喪失へとつながる場合もある．そのため，国際外傷歯学会（IADT）ガイドラインにしたがい，系統だった方法で臨床的またはエックス線写真にて経過観察することが重要であり，合併症の早期発見と処置を確実に行う必要がある[25]．多くの症例において，歯髄疾患や根尖性歯周疾患の発症を示唆する口内法エックス線写真における変化がこうした合併症の初発兆候となることを示している．

外傷歯のエックス線写真による評価

背景にあるもの

最近出された，外傷を受けた永久歯に対するエックス線写真評価と経過観察のためのガイドラインでは，口内法エックス線写真2枚と前歯部の咬合法エックス線写真を撮影することが推奨されている[23-26]．軟組織に迷入した歯の破片や異物を探す場合は，追加のエックス線写真が必要である．口内法エックス線写真を撮影する際は，撮影用インジケーターを用いて問題のある歯が中心に位置するように撮影する．2枚目の口内法エックス線写真は，当該歯に側方から照射する形で偏心投影を行う[23-25]．しかし，従来のエックス線写真検査には限界があり，外傷歯の正確な状態を把握することは非常に困難である．先述のガイドラインが外傷歯の診断にエックス線写真を複数撮影することを推奨しているのはそのためである．

エックス線照射方向に生じた外傷（口蓋方向への脱臼や唇側骨の破折や粉砕骨折など）や，周囲の解剖的構造と重なりあって不明瞭な傷害（エックス線ビームの方向と破折線が合致しない水平歯根破折など）は，従来のエックス線写真で診断するのは非常に困難である[4-7,15].

まだ外傷歯の評価法としては一般的になっていないが，歯科用コーンビームCT（CBCT）は歯や歯槽骨外傷の実態把握と映像化に革新をもたらした[25]．CBCTは，従来のエックス線写真だけでは得られる情報に限界がある場合に必要となる[22,33].

現在のIADTのガイドラインには，CBCTが歯科外

表 9-1 歯の硬組織と歯髄における外傷の分類（参考文献8より引用改変）

外傷の種類	説明
エナメル質亀裂	歯質の喪失をともなわない，エナメル質の不完全な破折（ひび）
エナメル質破折	エナメル質に限定した歯質の喪失
エナメル質・象牙質破折（単純歯冠破折）	露髄をともなわない，エナメル質と象牙質に限定した歯質の喪失
複雑歯冠破折	露髄をともなう，エナメル質と象牙質の破折
単純歯冠・歯根破折	露髄をともなわない，エナメル質，象牙質，セメント質を含む歯の破折
複雑歯冠・歯根破折	露髄をともなう，エナメル質，象牙質，セメント質を含む歯の破折
歯根破折	歯髄，象牙質，セメント質を含む破折 歯冠側破折片の変位に応じてさらに分類される

傷にともなう合併症の評価や治癒の観察に有用なツールとして示されている[25]．このガイドラインでは，外傷の状態に応じ，従来のエックス線写真による定期的な検査を，最大5年まで行うことを推奨している[25, 26]．

各種歯科外傷のエックス線写真による評価
a 硬組織と歯髄に対する外傷
従来のエックス線写真
歯冠破折：歯冠破折（エナメル質破折，単純歯冠破折，複雑歯冠破折，表9-1参照）の程度や状態は，一般的に現病歴や臨床診査により診断されるが，臨床的に明確でないものの生じている可能性のある深刻な外傷を把握するために，エックス線写真検査が必要となる．さらに，外傷発生時に撮影したエックス線写真から，受傷時の歯髄の大きさや歯根完成度の情報を得ることができる（図9-1）．これらのエックス線写真は，術後の経過観察におけるベースラインとなり，外傷歯の歯髄や根尖歯周組織の状態，合併症の経時的変化を比較検討しながら評価することができる．

生活歯髄療法を用いて治療された複雑歯冠破折の場合，ベースラインのエックス線写真は，露髄部の新生硬組織による閉鎖状態の比較評価にも用いられる．単純歯冠破折および複雑歯冠破折の評価は，IADTガイドラインに沿って行わなければならない[25]．

エナメル質亀裂は，他の問題を示す兆候や症状がない限り，口内法エックス線写真1枚のみで評価する．歯冠破折が単独で発生した場合，どのタイプの破折でも，受傷歯のエックス線写真は破折部位を除いて正常に見えるはずである．その歯は正常な根尖歯周組織の構造を有し，適切な歯根の発育段階を示す．

歯冠・歯根破折：歯冠・歯根破折（**表9-1**）は，現病歴，患者の臨床症状（主訴），破折の視診にもとづいて診断される．前歯部の歯冠・歯根破折は，斜め方向に破折することが多く，歯根膜により歯の破折片が歯周組織とつながっているため，ごくわずかな変位しか見られないかも知れない（**図9-2, 9-3**）．

前歯部と似たような破折が臼歯部で起きた場合，前歯部では破折線が歯冠の唇側方向へ走行するのに対して，臼歯部では咬合面に破折線が走行することから，臨床的に歯冠・歯根破折が見逃されることがある．

歯冠・歯根破折はIADTガイドラインに沿って評価する必要がある[25]．しかし根尖方向へ斜めに走行した破折線は，従来のエックス線写真を何枚偏心投影しても判別

9 外傷歯を診る

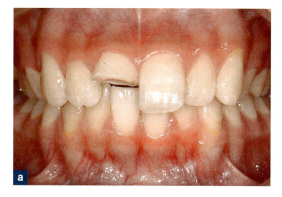
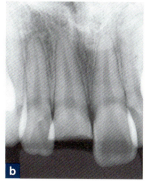
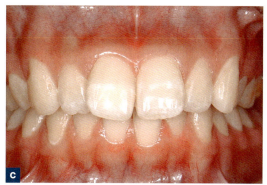
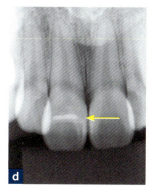
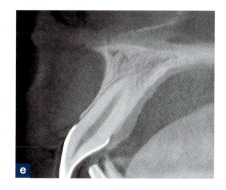
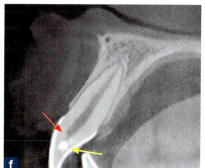

図9-1 歯冠破折.
a：初診時の口腔内写真. 臨床診査から1|の複雑歯冠破折が見られる.
b：初診時の口内法エックス線写真. 根尖歯周組織に異常は見られない.
c：1年後の口腔内写真. 高位断髄後に水酸化カルシウム製剤を用いた直接覆髄と歯冠部破折片の再接着が行われている.
d：1年後の口内法エックス線写真. 特に問題は見られない. 覆髄剤がエックス線写真的に見られる（黄矢印）. しかしデンティンブリッジの形成はエックス線写真的には見られない.
e：受傷していない|1の1年後のCBCT矢状断像. 歯の硬組織や歯周組織は健康的に見える.
f：受傷1年後の1|のCBCT矢状断像. 歯の硬組織や歯周組織は健康的に見える. 覆髄剤（黄矢印）の根尖側直下に新生硬組織（赤矢印）の形成が明らかに見られる.

することは難しい. これは, 毎回エックス線ビームが破折線に対して垂直に当たることと, 歯肉縁下の破折片は歯根と適合している（離れていない）ためである. 従来のエックス線診査の限界（Chapter 1参照）から, 臨床診査で得た情報以上のものを得ることは少ない[11].

　類舌側方向の歯冠・歯根破折は, 従来のエックス線写真でもエックス線ビームが破折線を通過しやすいため, より容易に判別できる. 反対に近遠心方向の歯冠・歯根破折は, 従来のエックス線写真ではエックス線源が破折線に対し垂直になるため, 判別がより困難となる. 従来のエックス線写真における外傷歯の根尖歯周組織の像は, 脱臼性外傷が併発していない限り, 受傷直後は正常に見える.

水平歯根破折：水平歯根破折の診断は, エックス線写真像に頼るところが大きい[10]. しかし従来のエックス線写真では, 破折線とエックス線ビームが一致または15~20°の範囲内で入射した場合のみ, 水平歯根破折が明視できることが多い[7,15]. エックス線ビームが直接破折線を通過したとき, 従来のエックス線写真上では歯根を横切る

101

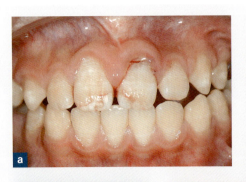
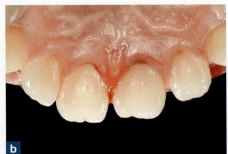
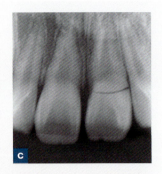
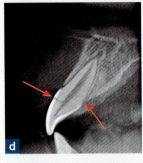
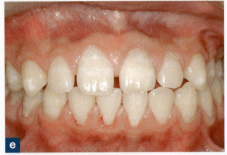
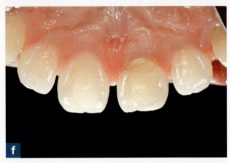
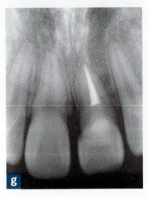
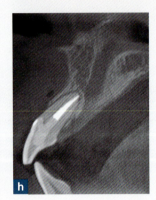

図 9-2　歯冠・歯根破折．
a, b：12歳男子．受傷1時間後の唇側，口蓋側面観の口腔内写真．
c：口内法エックス線写真．|1歯頸部に明瞭な破折線が見られる．
d：|1のCBCT矢状断像．歯冠部歯髄を横切り，口蓋側の骨縁下歯根表面に続く斜めの歯冠・歯根破折線が見られる（赤矢印）．治療としては，歯根残存部分をいったん抜歯し，唇口蓋側の歯肉縁上に健全歯質が露出するように180°回転させてから再植した（外科的挺出）．歯冠部歯質は外科的挺出から3週間後にコンポジットレジンを用いて再接着した．
e, f：3年後の口腔内写真．
g, h：受傷3年後の口内法エックス線写真と|1のCBCT矢状断像．異常は見られない．

1本の透過像として見られる．もしエックス線ビームが破折線から15~20°の範囲内でずれた場合，エックス線写真では破折線像がより楕円状になって見える（図9-4, 9-5）．それよりさらにエックス線ビームがずれた場合，破折線像は不明瞭になっていく[14]．なおこれらは1本の横断する破折線が存在する場合の所見であり，複数の歯根破折の場合ではエックス線写真上に不規則な線として確認できる[14]．

破折線の走行は多種多様であるが，一般的に見られるのは傾斜破折（根尖部または歯根中央部での破折に多い）や，水平破折（歯頸側1/3部の歯根破折に多い）である．

したがって，検査時には歯軸に90°の角度で口内法エックス線写真を撮影すると水平歯根破折の検出に有効であり，また咬合撮影法は傾斜破折の検出に有効である．つまり，歯根破折の診断には数回のエックス線写真撮影が必要となる[25, 31]．しかし破折部分が近接して並んでいる場合は，エックス線写真撮影を数回行っても受傷からすぐに歯根破折を検出できるとは限らない．後日のエックス線写真検査で改めて発見できることがある．これは，破断部や隣接歯槽骨内に生じた出血や肉芽組織の形成により，破折片の分離が引き起こされるためであろう[7]．

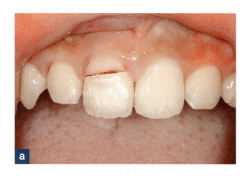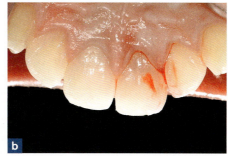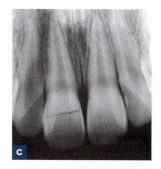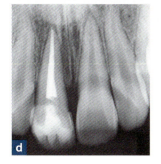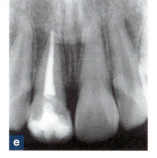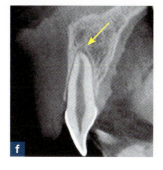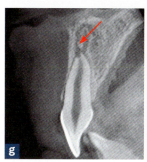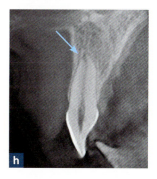

図 9-3　歯冠・歯根破折と亜脱臼.
a, b：1|は歯冠・歯根破折，|1 は亜脱臼を受傷した（EPT（−））．臨床所見上，|1 は唇側面歯頸側 1/3 に明らかな破折線が認められたが，口蓋側は不明瞭であった．口蓋側の破折線は歯肉縁下に位置している．
c：初診時の口内法エックス線写真．1|の歯冠部中央に明瞭な近遠心方向の破折線が観察される．
d：初診から 3 ヵ月後．1|は外科的挺出（180°回転も行った）後，根管治療とコンポジットレジン修復が行われている．
e：2 年後の口内法エックス線写真．生活反応のある|1 の歯髄腔の石灰化が見られる．
f：|1 受傷直後の CBCT 矢状断像．歯根膜腔の拡大が見られる（黄矢印，口内法エックス線写真では不明瞭であった）．
g：|1 受傷 3 ヵ月後の CBCT 矢状断像．トランジェント・アピカル・ブレイクダウンが見られる（赤矢印）．口内法エックス線写真では不明瞭である．|1 の EPT はまだ（−）である．
h：受傷 3 年後の CBCT 矢状断像．根尖部組織の再生が見られる（青矢印）．|1 の EPT は（+）になっている．

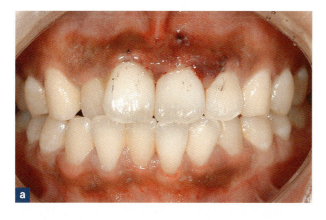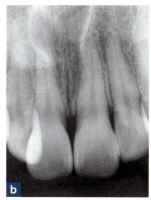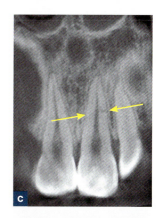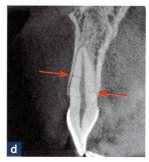

図 9-4　水平歯根破折.
a：26 歳女性．|1 受傷 2 時間後の上下顎前歯部の口腔内写真．
b：受傷後の 1|1 2 の口内法エックス線写真．特に目立った所見はない．
c：再評価時の|1 と隣在歯の CBCT 冠状断像．|1 は歯根中央部で水平歯根破折（HRF）を受傷している（黄矢印）．両隣在歯は受傷しておらず，歯周組織，根尖部組織ともに健全である．
d：再評価時の|1 の CBCT 矢状断像．より明確な破折線の状態が見られる．本症例では，破折線が唇側面から口蓋側まで，根尖歯冠方向に向かって斜めに走行している（赤矢印）．破折線は唇側では歯根中央部にあるが，口蓋側では歯槽骨頂のわずかに根尖側で歯根膜と交通している．

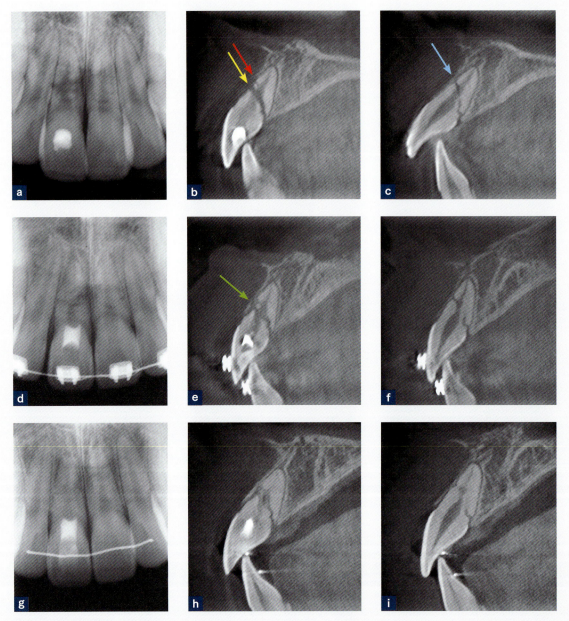

図 9-5 水平歯根破折．

a：13歳男子．受傷3ヵ月後の初診時口内法エックス線写真．1|1に水平歯根破折が見られる．片方または両方の歯に多数の破折があるのかどうか，またエックス線の照射方向の関係で破折線が楕円状に見えるのかどうかは明らかでない．歯肉膿瘍ができたため，1|歯冠部の根管治療を1ヵ月前に開始している．

b：初診時の1|のCBCT矢状断像．1本目の破折線が唇側歯根面中央から口蓋側の歯頸部歯槽骨位置まで，根尖歯側方向に向かって斜めに走行している（黄矢印）．歯冠側破折片は明らかに歯冠方向に向かって変位している．小さい破折線（赤矢印）は唇側歯根に見られ，すぐに1本目の破折線に合流している．破折部の唇側歯槽骨は吸収している．

c：初診時の|1のCBCT矢状断像．歯根に1本の破折線が見られる（青矢印）．わずかな歯根破折部の離開が見られる．

d～i：3年間の経過観察．

(d, e)受傷13ヵ月後の口内法エックス線写真(d)では1|は完全な状態で治癒しているように見えないが，1|のCBCT矢状断像(e)では唇側皮質骨が再生しているのがわかる（緑矢印）．根尖部の根管内石灰化が見られ，破折線の歯冠側には硬組織の添加が観察される．破折線は狭窄傾向を示しており，硬組織の添加により修復されている．この破折部は結合組織により修復されているように見える．

(f)受傷13ヵ月後の|1のCBCT矢状断像．口蓋側の破折部が歯の硬組織によって修復されている兆候が見られる．

(g)受傷3年後の1|1の口内法エックス線写真．破折部分の治癒が継続しているように見えるが，口内法エックス線写真では正確な状態や治癒の程度を評価することは難しい．

(h)受傷3年後の1|のCBCT矢状断像．唇側歯槽骨の治癒はさらに進み，歯槽骨の連続性は健全な状態まで回復している．根尖側の歯髄腔の石灰化はさらに進行し，破折線より歯冠側の歯髄腔にもさらなる硬組織の添加が見られる．破折線はさらに狭窄し，硬組織の添加により修復されている．

(i)受傷3年後の|1のCBCT矢状断像．唇側面では，破折部は完全に硬組織によって修復されている．口蓋側の破断面は硬組織による修復が継続しているが，歯根膜腔に接している部位は硬組織による完全な治癒は達成されていない．

表 9-2　歯周組織における外傷の分類（参考文献8より引用改変）

外傷の種類	説明
振盪	異常な歯の動揺や変位がない歯の支持組織における外傷．打診に対する著明な反応がある
亜脱臼	異常な歯の動揺をともなう歯の支持組織における外傷．臨床的またはエックス線写真に歯の変位は見られない
挺出性脱臼	歯槽窩から部分的に脱離変位している
側方性脱臼	歯軸方向以外への変位が見られる．歯槽窩壁の骨折や破折が付随する
陥入	歯槽骨内への変位が見られる．歯槽窩壁の骨折や破折が付随する
脱落	歯槽窩から完全に脱落変位している

CBCT

歯冠破折：歯冠破折の場合，受傷した歯の合併症を評価するためにCBCT検査が必要である．外傷が歯冠破折単独の場合，CBCTのデータは，受傷歯の歯周組織と歯根の状態に関して従来のエックス線写真よりも正確な診断と信頼性の高い評価が可能である（図9-1）[21,34]．単純歯冠破折の場合，破折部と歯冠部歯髄を覆う象牙質壁の厚みを測定し，経過観察で撮影するCBCT像と比較することで，第三象牙質の添加の程度を質的・量的に評価することができる．これにより歯髄の健康状態に関する情報も得られる．複雑歯冠破折も，同じ方法で受傷直後と経過観察を比較することにより，露髄部の添加象牙質の存在や，測定ツールを用いて厚みを客観的に評価することができる．従来のエックス線写真では，歯冠破折後に見られるデンティンブリッジ（象牙質橋）や第三象牙質の添加の評価は，主観的なものとなる（図9-1）．

歯冠・歯根破折：従来のエックス線写真を用いて，破折線の走行と根尖部方向の破折を評価することの難しさは，先述の通りである．しかしCBCTを用いると，斜走する破折部を覆い隠す隣接の組織を画像から消去することができ，破折線の全体像を明確に把握することができる（図9-2）．したがって破折片を除去する前に，破折線と歯髄，歯槽骨や歯根膜との位置関係を把握することができ，治療方針を円滑に立てることができる．

水平歯根破折：CBCTは，検査対象部を覆い隠す解剖的ノイズを除去できるため，すべての平面から歯根を評価できる（図9-4，9-5）．CBCTを用いれば，傾斜破折があっても水平破折の検出率は低下しない．水平破折の存在と状態の把握は，従来のエックス線写真よりもCBCTを用いたほうがより確実である[16,17,28]．

CBCTは患者に対する放射線の実効線量を増加させる可能性があるが，その一方で生体外モデルを用いた最近の研究では，被曝量を下げるために照射パラメータを変えても，水平歯根破折の検出におけるCBCTの情報量が損われることはないと報告されている[27]．この研究では，被曝量を80％削減しても水平歯根破折の検出にほぼ影響がなかった．

b 歯周組織の損傷

従来のエックス線写真

振盪と亜脱臼：振盪と亜脱臼の場合，従来のエックス線写真では一般的に受傷歯の変位は見られない（表9-2）．そのため受傷直後の歯根の歯根膜腔や根尖部の解剖形態は，正常なエックス線写真像と同様に見える（図9-3）．

これらの診断は，現病歴，臨床症状（振盪では明らかな打診痛を，亜脱臼では変位のない異常な動揺をともなう），そしてエックス線写真上で歯の変位がないことから判断する．唯一の例外はⅢ度の動揺度をともなう重度亜脱臼の症例で，わずかに歯根膜腔の拡大がエックス線写真上で見られる[9]．しかしながら，これが明らかになっているのは歯の隣接面部のみである．頬側や舌側の潜在的な歯根膜腔の拡大は，二次元のエックス線写真では検出できない．

振盪と亜脱臼は，臨床的に歯の変位がなくてもIADTのガイドラインに沿ってエックス線写真評価を行うべきである[25]．それは，軽い脱臼性外傷では，その臨床所見は実際の外傷の程度を正しく示さず，亜脱臼様の臨床所見を示す可能性があるからである．このような脱臼性外傷（またはそれ以上に深刻な外傷）を見逃さないためにも，すべてのエックス線写真検査が必要となる．

挺出性脱臼：挺出性脱臼の場合，従来のエックス線写真診査で歯根膜腔の拡大が見られる．歯根膜腔の拡大の程度が，歯槽窩からの逸脱量を反映している．歯冠も隣接歯より歯冠側に位置している（挺出している）．この特徴は臨床的にも明らかであるが，受傷前の正確な歯の位置を知る必要がある．

側方性脱臼：通常，側方性脱臼は歯槽骨の骨折をともない，粉砕骨折も起こり得る．側方性脱臼（特に変位が軽度～中程度の場合）は，従来のエックス線写真を用いて可視化するのは困難である（図9-6）．歯の変位の方向や，外傷歯とエックス線ビームの照射方向の関係によって，歯根膜腔の拡大がエックス線写真的に明らかになる．歯根膜腔の拡大は主に歯の変位した歯根側に見られる．歯の変位がエックス線ビームの照射面に起こるため，上顎の咬合法を用いても，頬側や口蓋側への脱臼性外傷をエックス線写真的に診断するのは難しい．しかし，口蓋側への脱臼では，歯根膜腔の拡大が明確なことがある（図9-6）．側方性脱臼にともなって起こった歯槽骨骨折は，歯槽突起も破折している場合を除き，従来のエックス線写真検査では一般的に不明瞭である（図9-6，9-7）[5]．

陥入性脱臼（陥入）：陥入性脱臼は歯槽窩壁の骨折をともなう．従来のエックス線写真で見ると，外傷歯は隣在歯に比べ根尖側に位置している（図9-7，9-8）．この種の外傷では結果として，歯根膜腔の幅が減少する．一般的にエックス線写真上では歯槽窩がはっきりと見えない．

CBCT

振盪と亜脱臼：振盪と亜脱臼では受傷歯の変位が起きないため，CBCT検査でも正常なエックス線写真像が予測される．しかし，大きな動揺をともなう重度の亜脱臼の場合，従来のエックス線写真では見られなかった歯根膜腔の拡大がCBCTでは見られることがある（図9-3）．これは歯根膜腔の拡大や根尖部の小さな病変[2, 18, 39]，生活歯における歯髄炎の症例[1]に対し，CBCTが従来の口内法エックス線写真よりも有意に検出感度が高いという原則に基づいている．亜脱臼が疑われた症例をCBCTで評価してみると，実際は脱臼性外傷であったということがあるかもしれない．

側方性脱臼：CBCTは，側方性脱臼の状態や範囲を従来のエックス線写真より明確に示す（図9-6c~e，9-7d, e）[19, 37]．この外傷では多くの場合，受傷歯の歯冠が外力がかかった方向に変位し，歯根はその逆方向に変位している．実際には外力が歯冠にかかり，骨頂部の歯槽骨を支点に歯が回転している．歯根の根尖部が隣接する歯槽窩壁内，もしくはこれを超えて変位することで，歯槽骨骨折や潜在的な歯槽壁の変位が起こる．歯根が動いた領域は，CBCT検査にてエックス線透過像や部分的な歯槽窩との空隙として明確に確認できる（図9-6，9-7）．受傷歯の歯冠は，衝撃とは反対方向の歯槽窩壁内へと変位する．CBCT検査では，唇側脱臼または口蓋側脱臼の場合，歯冠はそれぞれ前方傾斜または後方傾斜し，近心または遠心脱臼が起こった場合も，それぞれの方向に変位するのが確認できる（図9-6，9-7）．

側方性脱臼は，回転移動ではなく歯体移動する場合もある．この状況では，受傷歯が全体的に移動するため歯の長軸方向は変わらない．歯体移動を引き起こすのに必要な応力の方向は，歯に対しおおむね垂直的で，歯冠部

9 外傷歯を診る

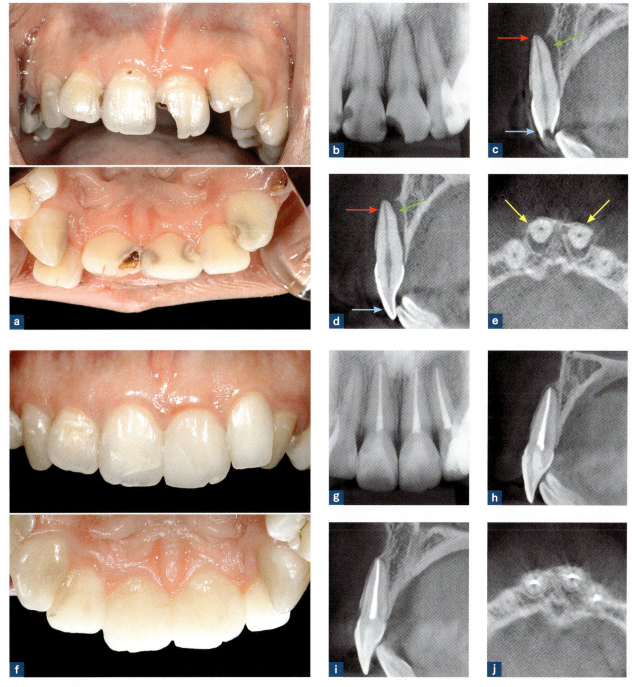

図 9-6　側方性脱臼（口蓋側転位）．

a：外傷診断時の口腔内写真．重度のう蝕がある 1|1 が口蓋側方向に脱臼しているが，臨床的には外傷の状態は不明瞭である．

b：外傷診断時の 1|1 の口内法エックス線写真．両側中切歯根尖部の歯根膜腔の拡大が見られ，脱臼性外傷の様相を示す．他の硬組織の外傷は見られない．

c：外傷診断時の 1| の CBCT 矢状断像．口蓋側への脱臼が見られる．歯冠部は口蓋側に変位し（青矢印），歯根（赤矢印）は歯槽窩壁から唇側に変位し，歯槽骨壁の破折をともなっている．変位量は歯根と歯槽窩との空隙を評価することにより測定できる（緑矢印）．

d：外傷診断時の |1 の CBCT 矢状断像．1| と同様に口蓋側への脱臼が見られる（矢印）．

e：外傷診断時の CBCT 軸位断像．歯の頬舌方向への変位のみが観察される．近遠心方向への歯の変位は見られない．唇側歯槽窩壁の破折が明瞭である（黄矢印）．

f：治療終了から 15 ヵ月後，経過観察時の口腔内写真．歯は正しい位置に戻され，う蝕は処置されている．

g：治療終了から 15 ヵ月後，経過観察時の口内法エックス線写真．根管治療が施された上顎中切歯の根尖周囲の状態は良好である．

h〜j：治療終了から 15 ヵ月後，経過観察時の 1|1 の CBCT 矢状断，軸位断像．歯は元の位置に整復され，根尖周囲組織も良好な状態である．

107

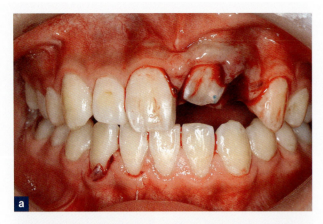
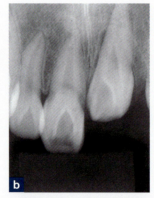
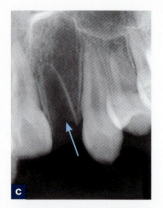
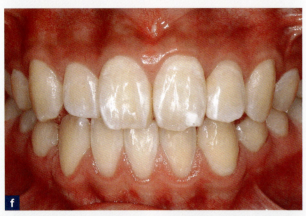
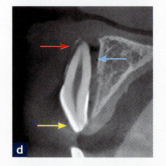
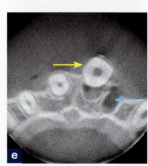
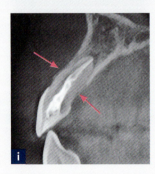
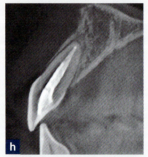
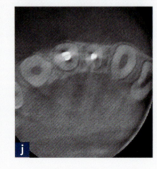

図 9-7　陥入性脱臼／側方性脱臼.
a：14歳男子．上顎前歯部を受傷し，45分後に来院した．臨床診査から，|1陥入と|2脱落が認められた．
b, c：口内法エックス線写真による検査からも，臨床的診断が確認された．|2の歯槽窩はエックス線写真的に明瞭であり（青矢印），|1は隣接歯と比べ根尖側に位置しており，陥入性脱臼が示唆される．
d：|1のCBCT矢状断像．陥入性脱臼に加え，歯槽窩壁の破折と変位（赤矢印）をともなう|1の口蓋側脱臼（黄矢印）も認められる．陥入による軸方向への変位量は，CEJと口蓋の歯槽骨頂の位置を比較することで得られる．図9-6のように，側方への変位量は歯根と歯槽窩との空隙を評価することで測定できる（青矢印）．
e：CBCT軸位断像．|1の唇側への変位が見られ（黄矢印），|2の脱落が確認できる（青矢印）．唇側への変位量はこの像から正確に評価することができる．
f~j：歯科外傷と歯の再植から6ヵ月後．|1には整復固定（約2ヵ月），|2には再植が初診時に行われている．
(f) 歯はきれいに並んでおり，病変の進行は認められなかった．
(g) 口内法エックス線写真からは外傷後の合併症（歯根吸収，根尖性歯周炎〔AP〕，根管閉塞など）は認められない．|1 2は根管治療ずみであることに注目．
(h, i) |1 2のCBCT矢状断像．歯周組織が良好に治癒していることに注目．|2には置換性吸収が唇側と口蓋側の中央部に認められ，歯根膜腔の狭小化と吸収された歯根部分の歯槽骨への置換が観察される．また，|2根尖部にエックス線透過像が認められる．口内法エックス線写真からは根尖周囲の透過像や再植後の歯根吸収は認められない．
(j) |1 2のCBCT軸位断像．明らかな異常は認められない．

表9-3 支持骨に対する外傷の分類(参考文献8より引用改変)

外傷の種類	説明
歯槽窩の粉砕骨折(上顎骨と下顎骨)	歯槽窩が押しつぶされたり圧縮された状態．陥入性脱臼，または側方性脱臼にともなって見られる
歯槽窩壁の骨折(上顎骨と下顎骨)	歯槽窩壁の唇側または口蓋側に限定される
歯槽突起の骨折(上顎骨と下顎骨)	歯槽窩を含む場合も含まない場合もある
上顎骨または下顎骨の骨折	上顎骨または下顎骨の基底部を含む骨折で，歯槽突起を含むことが多い(顎骨骨折)．歯槽窩を含む場合も含まない場合もある

よりも歯根部分に応力がかかる傾向にある．CBCT検査では，受傷歯は外力の方向へ大きく変位し，それにともなって変位した側の歯槽窩壁の骨折が認められる．また歯が変位した部分の歯槽窩には，エックス線透過性の間隙が見られる．衝撃を受けた部分の歯槽窩あるいは歯槽突起の骨折は，CBCT像上で明確に評価することができる(図9-6，9-7).

挺出性脱臼(挺出)：挺出性脱臼の場合，CBCT検査では受傷歯の歯槽窩からの脱落変位が見られる[26]．歯槽窩壁と根尖部の間隙が明らかに大きく見える．これはCBCTの矢状断像または冠状断像ではっきりとした透過像として見られ，歯の変位量を表す．

歯槽窩の骨折はこのタイプの外傷では通常発生しないが，起こった場合はCBCT検査で判明する．受傷歯の冠状断像では，歯冠が隣接歯と比較してより歯冠側に位置した像を呈する．

陥入性脱臼(陥入)：陥入性脱臼の場合，CBCT検査では受傷歯が歯槽窩の中でより根尖側に位置しており(図9-8)，根尖部分の歯根膜腔が大きく減少しているか，まったく見えなくなっている．ただし根未完成歯では歯乳頭の空隙があるため，陥入性脱臼による歯根膜腔の狭小化は必ずしも観察されない(図9-8).CBCTの矢状断像や冠状断像では，受傷歯のセメント-エナメル境(CEJ)が骨縁下に位置するというこの外傷の特徴が見られる．

冠状断像では，受傷歯の歯冠は隣接歯より歯根側に位置している．受傷歯が受傷時に歯槽窩内におおむね留まった場合，わずかな変位をともなう歯槽骨骨折がしばしば発生する．これは薄い唇側の歯槽骨壁に起こり，適切な軸位断もしくは矢状断像で見ることができる(図9-8)．より重度な陥入性外傷では，受傷歯は唇側または舌側の歯槽窩壁を貫くことがあり，また根尖側に変位することもある．このタイプの外傷は実際には複合性の外傷であるため，CBCT検査において陥入性外傷(CEJが骨縁下に位置する，歯の根尖側偏位)，側方性脱臼(歯の変位または根尖部が歯槽窩壁から側方に貫通して歯槽窩に歯がない)の両方の特徴を示す(図9-7).

C 支持骨への外傷

従来のエックス線写真

歯槽窩の粉砕骨折および歯槽窩壁の骨折：歯槽窩の粉砕骨折および歯槽窩壁の骨折(表9-3)は，側方性脱臼と陥入性脱臼が原因で起こる(図9-6〜9-8)．しかし，歯槽窩壁の外傷があったとしても，口内法エックス線写真ではほとんど確認することができない．歯槽突起を含む破折は，もしその破折部分が明らかに離開していれば，鮮明な破折線がエックス線透過像として口内法エックス線写真やパノラマエックス線写真などで認められるはずである．しかし，臨床診査で歯槽骨骨折が疑われるような症例でも，従来のエックス線写真では検出できないことがある[5]．

Chapter 9

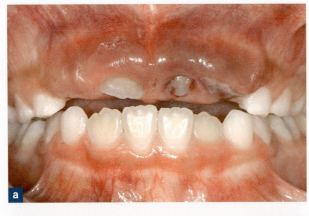
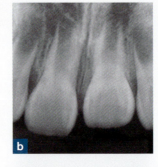
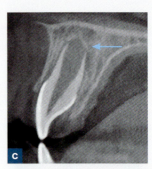
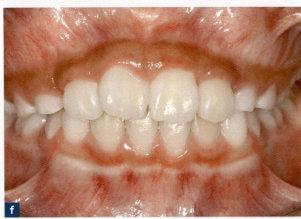
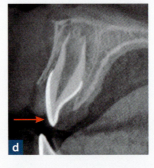
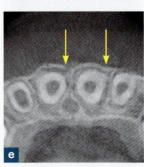
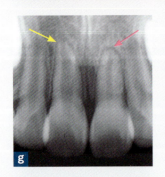
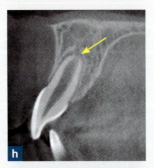
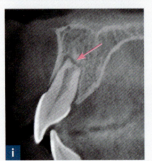
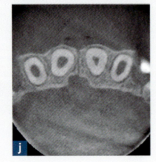

図 9-8 陥入性脱臼．
a~e：7歳男子．外傷から2日後の上顎前歯部．
(a, b)口腔内写真と口内法エックス線写真．根尖が開いた根未完成歯である．中切歯の歯冠根尖部の位置は未萌出の側切歯と同じ高さであるため，中切歯が陥入していると考えられる．
(c) 1|のCBCT矢状断像．歯槽窩の中へと向かう軸方向の変位が見られ(青矢印)，根尖部を覆う歯小嚢の空隙がなくなっている．CEJは歯槽骨縁下にある．このCEJと歯槽骨縁との位置関係から，陥入の程度を計測することができる．
(d) |1のCBCT矢状断像．反対側同名歯と比較することで，陥入と同時に歯冠が口蓋側に傾斜していることがわかる(赤矢印)．
(e)CBCT軸位断像．受傷時の力で歯槽窩壁唇側が破折している(黄矢印)．
f~j：1年後の経過観察．
(f, g)口腔内写真と口内法エックス線写真．受傷歯は自然萌出しており，口内法エックス線写真では1|歯根が成長を続け，ほぼ完成している(黄矢印)．一方|1歯根の成長は止まり，根尖部は閉鎖している(ピンク矢印)．
(h, i) 1|1のCBCT矢状断像．自然萌出し，CEJは適切な位置にある．1|は歯根が成長し続け，根尖壁は根尖部でひとつにまとまってきている(黄矢印)．歯根の成長段階と根尖壁の厚さは患者の年齢相応である．|1歯根の成長は停止している．象牙質の側方への石灰化により根尖は閉鎖し，平坦な形態になっている(ピンク矢印)．しかし歯は生活歯のままであり，歯髄腔の石灰化が進行している．
(j) 1|1のCBCT軸位断像．歯槽窩壁の破折は治癒し，歯根周囲に正常な歯根膜腔が再構築されている．

歯槽突起の骨折：歯槽突起の骨折は，受傷歯の歯槽窩壁を含む場合と含まない場合がある．含む場合は歯槽窩壁のどの部位でも起こりうる．歯槽骨を含む骨折あるいは歯間部の歯槽中隔を横切る骨折は，受傷歯の脱臼性外傷もしくは歯根破折と合併する．これらが付随する外傷は正確な診断が困難であり，従来の口内法エックス線写真を用いて歯槽突起の骨折の診断をするときは，潜在的な骨折がある可能性を留意すべきである．

　受傷していない歯根の頬側または舌側を横断する歯槽骨骨折は，歯根破折と間違いやすい．本当に歯槽骨骨折と併発してしまった歯根破折も同じ理由で見落とされやすい．このような誤診を最小限にするためにも，エックス線写真検査では歯根の外表面や根管壁の連続性に関して細心の注意を払わなければならない．歯根破折が実際に起きていれば，歯根の外表面あるいは根管壁に段差や断裂部があるのに対し，歯槽骨骨折が重なり合っていても歯根破折していない場合は，骨折線部分でも歯根を示す境界線の連続性が保たれている．垂直的な偏心投影法はさらなる情報を得ることができるため，利用すべきである．エックス線の垂直的な角度が変化すると，歯根面に対する歯槽骨の骨折線の位置は移動する[5]．

上顎骨または下顎骨の骨折：上顎骨または下顎骨の骨折は，単独もしくは歯の硬組織あるいは歯根膜組織の外傷と複合して発生する（**表 9-3**）．一般的にこれらの骨折の診断と治療は，口腔外科専門医に委ねられる．骨折の変位は臨床症状と兆候から診断されることが多いが，必ずエックス線写真で診断すべきである．変位のない骨折の診断は，エックス線写真による評価に頼らなければならない．口外法エックス線写真は，このタイプの骨折の存在や位置を確認するために必須であり，歯科外傷と関連している場合，口内法エックス線写真と合わせて情報を収集すべきである．

　下顎骨骨折を診断する際は，一般的にパノラマエックス線写真と側方セファログラムにより2つの異なる投影方向から得られた骨折線の情報を用いる．従来から一般的に，頭部後前方向または側方撮影法，ときにはオトガイ下頭頂方向撮影法が上顎骨骨折の診断に用いられる．

CBCT

歯槽窩の粉砕骨折および歯槽窩壁の骨折：従来のエックス線写真とは対照的に，CBCTは今まではっきりしなかった特定の外傷歯症例にともなう歯槽窩壁の破折を検出するのに十分な精度を備えている（**図 9-6～9-8**）[19]．さらに，適切なスライス像を選ぶことにより，歯槽窩壁の変位も特定できる．

歯槽突起の骨折：歯槽突起の骨折および併発した骨変位は，CBCTを用いて質的，量的に評価することができる[35]．歯間部の歯槽中隔を横断する歯槽突起の骨折や，歯の頬側あるいは舌側の骨内を走行する骨折は，周囲骨の解剖像を消去し歯単独で評価することで，簡単に歯根破折との鑑別診断ができる（**図 9-9**）．

上顎骨または下顎骨の骨折：上顎骨と下顎骨の多発骨折をともなう重症の歯科外傷患者の症例において，後にCBCTを用いて発見された上顎骨と口蓋部の骨折線は，最初に行った側方セファログラム，パノラマエックス線写真，頭部側方エックス線写真の複合診断では発見できなかったという報告がある[20]．さらに下顎頭骨折の診断において，CBCTでは11症例中すべてを検出できたのに対し，パノラマエックス線写真では11症例中6例で検出ができなかったとの報告がある[30]．

d 軟組織の外傷

従来のエックス線写真

　歯科外傷は，口腔軟組織（口唇，舌，歯肉，口腔粘膜）の外傷をともなうことが多い．こうした軟組織外傷は擦過傷，打撲，裂傷に分類され（**表 9-4**），歯科外傷に対する診察の一環としてエックス線写真検査の適用を考慮する必要がある．受傷時は歯の破折片や砂利，ガラスなどの異物が軟組織の中に迷入している可能性があり，臨床では検出が難しい．

　このような場合，受傷した軟組織の評価にエックス線写真が有効である．歯冠破折が発生し，折れた破折片が探しても見つからない場合や，口唇の貫通や舌の裂傷を併発している場合，エックス線写真検査は特に必要と

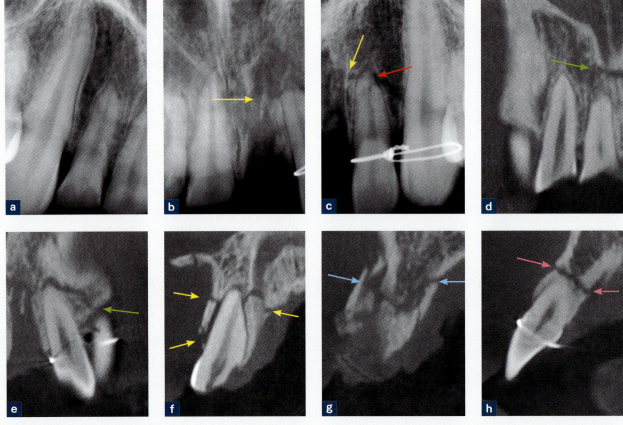

図 9-9　脱落と上顎歯槽突起の骨折.
27歳男性．自転車事故で上下顎に受傷した2日後に来院した．病院で救急処置を受けている．臨床診査から，2|1 は明らかに歯冠・歯根破折が起こっており，|1 は脱落している．
a〜c：口内法エックス線写真で上記の外傷が確認できる．また，|2 の歯根根尖側 1/3 に近接した部分に破折線のようなものがあり，それが脱落した歯槽窩を横切っているように見えるが，明瞭ではない．|2 は歯根破折かどうか，無傷なのか，また歯槽突起の破折部が歯根に重なって見えているだけなのかはっきりしない．

d, e：上顎前歯と切歯骨の CBCT 冠状断像と矢状断像．歯槽突起の破折が |1 (d)から |2 (e)まで伸びている（緑矢印）．
f〜h：|1 の CBCT 矢状断像(f)，|1 の脱落後の歯槽窩(g)と |2 (h)．歯槽突起の破折は |1 の皮質骨（黄矢印），|2（ピンク矢印）そして |1 の歯槽窩（青矢印）を含んでいる．|2 の歯根は破折していなかった．

なる．エックス線写真撮影のテクニックとしては，フィルムを受傷した軟組織の内側に置き，軟組織評価に適した線量で受傷部の外側から照射する．舌の外傷の場合，照射前に舌の受傷部を口腔外に突き出す必要がある[3]．

標準型または咬合法用エックス線フィルムは，受傷部の大きさや口腔内の解剖学的構造に応じ選択する．咬合法用エックス線フィルムを口腔外に置いての撮影は，口唇を側方から撮影する場合に特に有効である．迷入した物質はエックス線写真上で不透過性の物体として見え，物質の種類によって形態や不透過性の濃度が異なる．

従来のエックス線撮影法を用いる際の主な制限事項としては，迷入した物質は当初の撮影では見逃されやすいため，その位置を把握するために複数のエックス線写真を撮影しなければならないことである．最初のエックス線写真で異物の位置がわかったとしても，エックス線写真検査は外傷歯や歯周組織の診断への必要以上に，患者の被曝量を増加させてしまうことになる．患者が被曝に対し不快や不安を感じており適切な協力が得られない場合，これらのエックス線写真検査の実施は困難である．

表 9-4　軟組織に対する外傷の分類（参考文献８より引用改変）

外傷の種類	説明
歯肉または口腔粘膜の裂傷	裂けた浅いまたは深い粘膜の創傷で，多くは鋭利なものによって引き起こされる
歯肉または口腔粘膜の打撲傷	鈍的なものの衝突によって引き起こされる打撲傷で，粘膜の損傷はともなわず，粘膜下の出血の原因となる
歯肉または口腔粘膜の擦過傷	摩擦や擦れることによって引き起こされる表面的な傷で，むき出しで出血した創面である

CBCT

　CBCTは口腔外画像システムであり，スキャンすることにより軟組織の中に迷入したエックス線不透過性異物をとらえることができる．一般的に撮像範囲が小さいCBCTでも，口唇や舌を一緒に撮影できる．歯の破折片や異物の位置は，隣在歯などの再現性のある解剖学的指標に対して正確に把握できる．画像から得られた異物の大きさや形態を正確に把握することにより，それを取り除く際の外科的侵襲を最小限にすることができる．

　特に有意義なのは，硬組織，歯周組織，そして支持骨に対する歯科外傷を診断するために撮影した画像に付属する形で，軟組織の情報が得られることである．軟組織の診断のためだけに追加的にCBCTを撮影する必要はなく，被曝量を最小限にできる．

外傷歯のエックス線写真による経過観察

　現在使われているガイドラインは，歯科外傷の状態に応じて受傷後１〜５年の期間で受傷永久歯を臨床診査および従来のエックス線写真検査で経過観察するよう提案している．エックス線写真検査のプロトコールは外傷直後のエックス線写真検査と同じ方法で，歯科外傷の状態に応じて最初の12ヵ月に５回以内のエックス線写真による再評価を行うことが提案されている[25, 26]．経過観察の目的は，歯科外傷後の可能な限り初期の段階で，根尖性歯周炎や歯根吸収などの予期せぬ病態を早期発見し（図 9-10, 9-11），これらに対する治療の開始を可能とすることである．CBCTは口内法エックス線写真よりも歯根吸収[21, 35]，水平歯根破折[16, 27]，根尖性歯周炎[18, 36, 39]をより高い精度で診断できると広く認識されている．したがって，CBCTによる戦略的に定められた歯科外傷の経過観察では，より早期で少ない来院回数，従来のエックス線写真と同等あるいはより少ない被曝量で，病態の変化についてのより多くの情報が得られるといえるだろう．

結論

　CBCTは，従来のエックス線写真と比較して，歯や歯槽骨外傷の状態や存在についてより多くの情報を得ることができる[37]．より精度の高い診断はより良い治療につながり，最終的により良い結果を生み出す．しかし，すべてのエックス線検査と同様に，患者の放射線曝露は正当な理由のもと，診断に必要な最小限の線量によって行われなければならない．これは電離放射線に対して感受性の高い若年患者の外傷歯治療の際に特に重要となる[38]．

　臨床診査または従来のエックス線写真検査から歯科外傷の確定診断ができない場合，小領域照射野のCBCTの使用が考慮されるべきである[22]．さらに受傷後数ヵ月間は，計画的なCBCT検査を行うことで，信頼性の高い評価を行うことができる．

Chapter 9

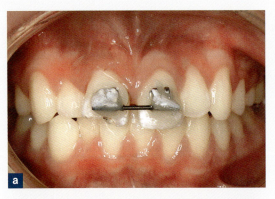
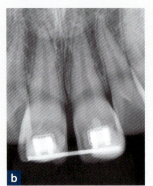
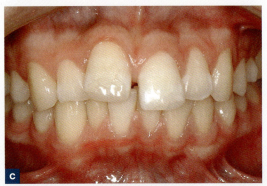
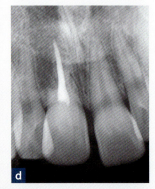
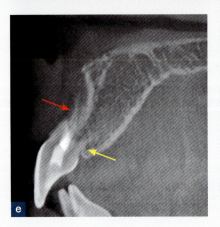
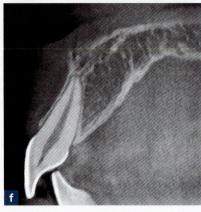

図 9-10　永久歯の遅延型再植とアンキローシス．
a：12 歳男子．1|が脱落．受傷 1 日後に来院した．脱落歯は受傷 30 分後に再植固定され，翌日に著者の歯科医院へ紹介された．
b：受傷 1 日後の 1|1 の口内法エックス線写真．脱落歯は元の位置に再植され，根尖歯周組織と歯の硬組織は健康的に見える．根管治療は受傷 2 週後に行われた．
c〜f：42 ヵ月後の経過観察．
(c) 口腔内写真．1|は低位咬合で歯肉縁は 1| と比べてより根尖側に位置している．この特徴は 1|の置換性吸収（アンキローシス）を示している．
(d) 口内法エックス線写真．1|の置換性吸収が進行している．
(e) 1| の CBCT 矢状断像．歯根は部分的に吸収され，歯槽骨に置換している（黄矢印）．唇側の皮質骨はアンキローシスにより完全に吸収され，唇側骨の支持は完全になくなっている（赤矢印）．口蓋の皮質骨に変化はない．
(f) |1 の CBCT 矢状断像．歯と周囲組織は健康的である．

参考文献

1. Abella F, Patel S, Durán-Sindreu F, Mercadé M, Bueno R, Roig M. Evaluating the periapical status of teeth with irreversible pulpitis by using cone-beam computed tomography scanning and periapical radiographs. J Endod 2012;38:1588–1591.

2. Al-Nuaimi N, Patel S, Foschi F, Mannocci F. The detection of simulated periapical lesions with CBCT—a dose reduction study. J Endod 2015 doi: 10.1111/iej.12565 [Epub ahead of print].

3. Andersson L, Andreasen JO. Soft tissue injuries. In: Andreasen JO, Andreasen FM, Andersson L (eds). Textbook and Colour Atlas of Traumatic Injuries to the Teeth, ed 4. Oxford, UK: Blackwell Munksgaard, 2007:577–597.

4. Andreasen JO. Luxation of permanent teeth due to trauma. A clinical and radiographic follow-up of 189 injured teeth. Scand J Dent Res 1970;78:273–286.

5. Andreasen JO. Injuries to the supporting bone. In: Andreasen JO, Andreasen FM, Andersson L (eds). Textbook and Colour Atlas of Traumatic Injuries to the Teeth, ed 4. Oxford, UK: Blackwell Munksgaard, 2007:489–515.

6. Andreasen FM, Andreasen JO. Diagnosis of luxation injuries: the importance of standardized clinical, radiographic and photographic techniques in clinical investigations. Endod Dent Traumatol 1985;1:160–169.

7. Andreasen FM, Andreasen JO. Resorption and mineralization processes following root fracture of permanent incisors. Endod Dent Traumatol 1988;4:202–214.

8. Andreasen JO, Andreasen FM. Classification, etiology and epidemiology of traumatic dental injuries. In: Andreasen JO, Andreasen FM (eds). Textbook and Colour Atlas of Traumatic Injuries to the Teeth, ed 3. Copenhagen, Denmark: Munksgaard, 1994:151–177.

9 外傷歯を診る

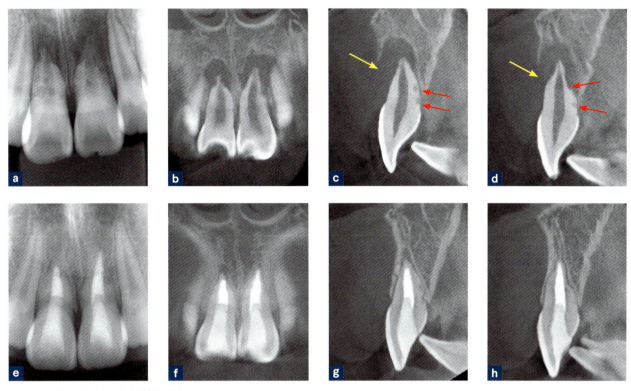

図 9-11　遅延型再植と炎症性外部吸収.
11歳女子．1|1 の脱落から 3.5ヵ月後に来院．両脱落歯は口腔外に 1 時間以上放置後に再植され，その後何も治療されなかった．
a：初診時の 1|1 の口内法エックス線写真．両中切歯は炎症性の外部吸収が進行している．歯根端は吸収されて短くなり，ギザギザした外観である．皿状のエックス線透過像が歯根表面に見られ，両中切歯の根尖周囲に透過像が観察される．
b〜d：CBCT 冠状断像(b)と 1|1 の CBCT 矢状断像(c, d)は，実際の吸収部位の状態を明確に示している．矢状断像では，根尖周囲の炎症性過程が両中切歯に接する唇側の皮質骨を浸食(吸収)しているのが明らかである(黄矢印)．皿状の穴(吸収窩)が両中切歯根の口蓋側にあることに注目(赤矢印)．口内法エックス線写真でもこの吸収は確認できるが，歯根表面における正確な位置は分からない．ここでも，硬組織の欠損状態と程度は CBCT を撮影することで把握できる．両中切歯の歯根表面は特定の部位で有意に吸収されているが，歯髄腔内壁の吸収は見られない．これらの情報をもとに治療計画が立てられ，1|1 に非外科的根管治療が行われた．
e〜h：2 年後の経過観察．
(e)上顎中切歯の口内法エックス線写真．吸収は停止し，吸収された欠損部が修復されたように見える．また，根尖周囲の透過像も完全に治癒しているように見える．
(f〜h)CBCT 冠状断像(f)と矢状断像(g, h)．|1 の根尖周囲の透過像は完全に治癒していることが確認できる(h)．1|の根尖周囲の透過像の大きさは有意に減少しているが，完全には治癒していない．エックス線透過像の残留は，口内法エックス線写真では明らかではない．唇側の皮質骨は再生，修復されている．術前に歯根吸収が生じていた領域で歯根膜腔が再形成されていることから，歯根吸収は停止したといえる．

---

9. Andreasen JO, Andreasen FM. Injuries to the supporting bone. In: Andreasen JO, Andreasen FM, Andersson L (eds). Textbook and Colour Atlas of Traumatic Injuries to the Teeth, ed 4. Oxford, UK: Blackwell Munksgaard, 2007:404-410.
10. Andreasen JO, Andreasen FM, Cvek M. Root fractures. In: Andreasen JO, Andreasen FM, Andersson L (eds). Textbook and Colour Atlas of Traumatic Injuries to the Teeth, ed 4. Oxford, UK: Blackwell Munksgaard, 2007:337-371.
11. Andreasen JO, Andreasen FM, Tsukiboshi M. Crown-root fractues. In: Andreasen JO, Andreasen FM, Andersson L (eds). Textbook and Colour Atlas of Traumatic Injuries to the Teeth, ed 4. Oxford, UK: Blackwell Munksgaard, 2007:314-336.
12. Andreasen FM, Pedersen BV. Prognosis of luxated permanent teeth—the development of pulp necrosis. Endod Dent Traumatol 1985;1:207-220.
13. Andreasen FM, Zhijie Y, Thomsen BL, Andersen PK. Occurrence of pulp canal obliteration after luxation injuries in the permanent dentition. Endod Dent Traumatol 1987;3:103-115.
14. Andreasen JO, Hjørting-Hansen E. Intraalveolar root fractures: radiographic and histologic study of 50 cases. J Oral Surg 1967;25:414-426.
15. Bender IB, Freedland JB. Clinical considerations in the diagnosis and treatment of intra-alveolar root fractures. J Am Dent Assoc 1983;107:595-600.
16. Bernardes RA, de Moraes IG, Duarte MAH, Azevedo BC, de Azevedo JR, Bramante CM. Use of cone-beam volumetric tomography in the diagnosis of root fractures. Oral Surg Oral Med Oral Pathol Oral Radiol Endod 2009;108:270-277.

17. Bornstein MM, Wölner-Hanssen AB, Sendi P, von Arx T. Comparison of intraoral radiography and limited cone-beam computed tomography in the assessment of root-fractured permanent teeth. Dent Traumatol 2009;25:571–577.
18. Cheung GS, Wei WL, McGrath C. Agreement between periapical radiographs and cone-beam computed tomography for assessment of periapical status of root filled molar teeth. Int Endod J 2013;46:889–895.
19. Cohenca N, Simon JH, Roges R, Morag Y, Malfaz JM. Clinical indications for digital imaging in dento-alveolar trauma. Part 1: traumatic injuries. Dent Traumatol 2007:23:95–104.
20. Dölekoğlu S, Fişekçioğlu E, Ilgüy D, Ilgüy M, Bayirli G. Diagnosis of jaw and dentoalveolar fractures in a traumatized patient with cone beam computed tomography. Dent Traumatol 2010;26:200–203.
21. Durack C, Patel S, Davies J, Wilson R, Mannocci F. Diagnostic accuracy of small volume cone beam computed tomography and intraoral periapical radiography for the detection of simulated external inflammatory root resorption. Int Endod J 2011;44:136–147.
22. European Society of Endodontology, Patel S, Durack C, Abella F, Roig M, Shemesh H, Lambrechts P, Lemberg K. European Society of Endodontology position statement: the use of CBCT in Endodontics (2014) Int Endod J 2014;47:502–504.
23. Flores MT, Andersson L, Andreasen JO, Bakland LK, Malmgren B, Barnett F, Bourguignon C, DiAngelis A, Hicks L, Sigurdsson A, Trope M, Tsukiboshi M, von Arx T; International Association of Dental Traumatology. Guidelines for the management of traumatic dental injuries. I. Fractures and luxations of permanent teeth. Dent Traumatol 2007;23:66–71.
24. Flores MT, Andersson L, Andreasen JO, Bakland LK, Malmgren B, Barnett F, Bourguignon C, DiAngelis A, Hicks L, Sigurdsson A, Trope M, Tsukiboshi M, von Arx T; International Association of Dental Traumatology. Guidelines for the management of traumatic dental injuries. II. Avulsion of permanent teeth. Dent Traumatol 2007;23:130–136.
25. International Association of Dental Traumatology. International Association of Dental Traumatology guidelines for the management of traumatic dental injuries: 1. Fractures and luxations of permanent teeth. Dent Traumatol 2012;28:2–12.
26. International Association of Dental Traumatology. International Association of Dental Traumatology guidelines for the management of traumatic dental injuries: 2. Avulsion of permanent teeth. Dent Traumatol 2012;28:88–96.
27. Jones D, Mannocci F, Andiappan M, Brown J, Patel S. The effect of alteration of the exposure parameters of a cone-beam computed tomography scan on the diagnosis of simulated horizontal root fractures. J Endod 2015;41:520–525.
28. Kamburoğlu K, Cebeci AR, Gröndahl HG. Effectiveness of limited cone-beam computed tomography in the detection of horizontal root fracture. Dent Traumatol 2009;25:256–261.
29. Kaste LM, Gift HC, Bhat M, Swango PA. Prevalence of incisor trauma in persons 6–50 years of age: United States, 1988–1991. J Dent Res 1996;75:696–705.
30. Matsumoto K, Sawada K, Kameoka S, Yonehara Y, Honda K. Cone-beam computed tomography for the diagnosis of mandibular condylar fractures: 11 case reports. Oral Radiol 2013;29:80–86.
31. May JJ, Cohenca N, Peters O. Contemporary management of horizontal root fractures to the permanent dentition: diagnosis—radiologic assessment to include cone-beam computed tomography. Dent Traumatol 2013;39:s20–25.
32. Oikarinen K, Gundlach KK, Pfeifer G. Late complications of luxation injuries to teeth. Endod Dent Traumatol 1987;3:296–303.
33. Patel S, Saunders W. Radiographs in Endodontics. Faculty of General Dental Practitioners (UK); Selection Criteria for Dental Radiography, 2013.
34. Patel S, Dawood A, Mannocci F, Wilson R, Pitt Ford T. Detection of periapical bone defects in human jaws using cone beam computed tomography and intraoral radiography. Int Endod J 2009;42:507–515.
35. Patel S, Dawood A, Wilson R, Horner K, Mannocci F. The detection and management of root resorption lesions using intraoral radiography and cone beam computed tomography—an *in vivo* investigation. Int Endod J 2009;42:831–838.
36. Patel S, Wilson R, Dawood A, Mannocci F. The detection of periapical pathosis using periapical radiography and cone beam computed tomography–Part 1: pre-operative status. Int Endod J 2012;45:702–710.
37. Patel S, Durack C, Abella F, Shemesh H, Roig M, Lemberg M. Cone beam computed tomography in Endodontics– a review. Int Endod J 2015;48:3–15.
38. Theodorakou C, Walker A, Horner K, Pauwels R, Bogaerts R, Jacobs R; SEDENTEXCT Project Consortium. Estimation of paediatric organ and effective doses from dental cone beam CT using anthropomorphic phantoms. Br J Radiol 2012;85:153–160.
39. Tsai P, Torabinejad M, Rice D, Azevedo B. Accuracy of cone-beam computed tomography and periapical radiography in detecting small periapical lesions. J Endod 2013;38:965–970.
40. World Health Organization. Application of the International Classification of Diseases to Dentistry and Stomatology IDC-DA, ed 3. Geneva: WHO, 1992.

Chapter 10
歯根吸収を診る

Conor Durack, Shanon Patel
翻訳：林 美加子，山口 幹代〔大阪大学大学院 歯学研究科 口腔分子感染制御学講座（歯科保存学教室）〕

はじめに

歯根吸収は，破歯細胞のはたらきによる硬組織，すなわちセメント質および象牙質の破壊である[6, 22, 31]．歯根吸収は，その発生部位によって大別される．内部性歯根吸収は根管壁に，外部性歯根吸収は歯根の外表面に発生する．この2種類の歯根吸収は，吸収過程の起こる組織学的様相によりさらに細かく分類され，それぞれ特徴的なエックス線像を示す．

外部性歯根吸収
- 表面外部吸収
- 炎症性外部吸収
- 置換性外部吸収
- 歯頸部外部吸収

内部性歯根吸収
- 炎症性内部吸収
- 置換性内部吸収

歯根吸収の診断は，吸収像をエックス線写真で検出することにより行われる[5]．しかしながら複数の *ex vivo* や *in vitro* 研究により，従来の口内法エックス線写真は，特に想定される吸収窩が小さい場合において，外部性歯根吸収を検出するには信頼性の高い方法ではないとされている[5, 9, 18]．一方 CBCT は，吸収窩が小さい外部性歯根吸収を含め[13]，人工的に作製した内部性歯根吸収[27]と外部性歯根吸収[7, 40]の検出において，従来の口内法エックス線写真より精度が向上していることが *ex vivo* 研究によって確認されている．さらにいくつかの *ex vivo* 研究によると，歯根の外表面に人工的に作製した吸収窩の正確な位置特定において，CBCT は明らかに口内法エックス線写真より有効な方法であることが論証されている[10, 13]．また，人工的に作製した根管壁と歯根外表面の吸収窩の識別において，CBCT はより好成績を示すことも証明されている[10, 27]．さらに CBCT が，歯根の側面に形成された吸収窩の体積や，抽出した特定の断面に人工的に作製した根尖性歯根吸収の範囲を正確に検出することができることを示す *ex vivo* 研究もみられる[39]．

歯根吸収の検出における，CBCT と従来のエックス線写真の診断精度を比較した臨床研究は多くはないが，ある臨床研究では，CBCT は従来のエックス線写真と比較して，外部性歯根吸収の存在と範囲を決定するのに有意に優れた画像診断法であると論証されている[15]．また別の臨床研究では，歯頸部の外部性歯根吸収と内部性歯根吸収をマネジメントするための診断および治療計画ツールとして，従来のエックス線写真と CBCT の性能を比較している．CBCT は，比較検討された全症例において正確に歯根吸収の存在を検出し，歯根吸収のタイプ（内部性，外部性）を識別でき，治療計画ツールとしても口内法エックス線写真より明らかに優れていた．口内法エックス線写真の総合的な感度は，CBCT より有意に低かった[33]．

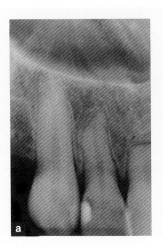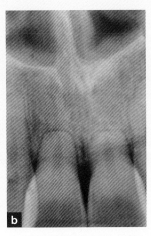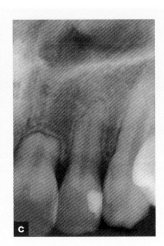

図 10-1　表面外部吸収の例．上顎両側切歯部の口内法エックス線写真．両側中切歯の広範な表面外部吸収と，上顎右側側切歯におけるより軽度の表面外部吸収を示す．患者には矯正歯科治療と外傷の既往がある．

外部性歯根吸収を診る

表面外部吸収

従来のエックス線写真

　従来のエックス線写真における表面外部吸収像は症例によってさまざまで，歯根吸収の原因となる刺激に依存する．エックス線像は，正常な外形を示す歯根表面に限局性に生じた小型，皿状の浅い欠損（軽度の外傷の結果として，あるいは生理的に生じたもの）から，歯根の一部または完全な破壊までさまざまである[2,4]．

　矯正歯科治療，あるいは埋伏歯や囊胞，腫瘍などの歯槽骨内の腫瘍が隣接する歯根に及ぼす圧力によって起こる表面外部吸収では，より広範な組織破壊が起こりやすい．矯正歯科治療に関連した表面外部吸収が生じている歯は，一般的に鈍で一様に短くなった根尖が認められる一方，歯槽骨内の埋伏歯や腫瘍による吸収窩の外形は，原因となった構造物の形態を反映する傾向にある（図10-1）．表面外部吸収の場合，その病因や組織破壊の範囲にかかわらず，損傷のない歯根膜腔および歯槽硬線が歯根の吸収領域を取り囲むのが一般的である[2]．

CBCT

　CBCTにおける表面外部吸収は，従来のエックス線写真と類似したエックス線像を示すが，罹患部の様相を従来（二次元）のエックス線写真よりも正確に評価することが可能である．CBCTでは，すべての吸収窩の部位を正確に示すことができ，従来のエックス線写真で検出できない病変が明らかになる（図10-2）．こうしたCBCTによる正確な評価は，処置歯の予後を左右する．

炎症性外部吸収

従来のエックス線写真

　歯の外傷にともなう炎症性外部吸収のエックス線像は，近接した歯槽骨のエックス線透過像に応じて歯根面に沿ったエックス線透過性の凹面を示し，ときに凹凸のある吸収窩が，さらに付随する所見として近接した歯槽骨にエックス線透過像がみられるのが特徴である（図10-3）[3]．

　炎症性外部吸収は，一般的に感染，壊死した根管をもつ歯に関連して生じるものであり，常に外傷（TDIs）の結果であるとは限らない[28]．この場合，影響を受けた歯根の吸収部位は，根管からの細菌毒素の漏出口を示す．そのため歯根表層の複数箇所が影響を受けるが，根尖部は通常，根尖孔に近接しているため，最も影響を受けやすい[38]．従来のエックス線写真では，歯根の吸収部位が不整形を示す．もし吸収が根尖で起こった場合，歯根は短くなる．硬組織の破壊の程度はさまざまで，感染の慢性度を反映する．吸収部位にかかわらず，エックス線透過像は歯槽硬線に加えて近接する歯槽骨にも存在し，歯根膜腔は消失する．

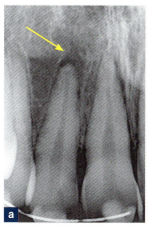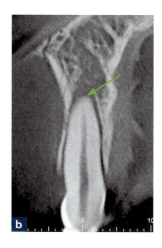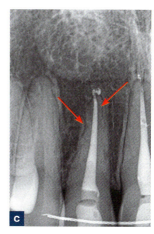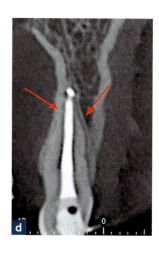

図10-2　表面外部吸収の例.
a：外傷直後の上顎右側側切歯および犬歯の口内法エックス線写真．上顎右側側切歯は挺出している．黄矢印は挺出の程度を示す．
b：CBCT矢状断像で，挺出の程度を確認した（緑矢印）．外傷を受けた失活歯は根管治療が行われ，矯正的に復位された．
c：4年後のエックス線写真では，上顎右側側切歯の近遠心面に表面外部吸収（赤矢印）の兆候が確認できる．
d：CBCT矢状断像で，上顎右側側切歯歯根の唇側および口蓋側に表面外部吸収が確認できる．歯根周囲全体に健全な歯根膜腔や歯槽硬線が存在することに留意されたい．

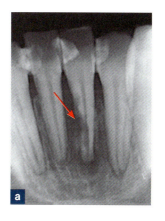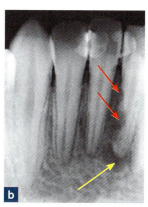

図10-3　炎症性外部吸収の例.
a, b：下顎切歯部の偏心投影エックス線写真により，隣接する歯槽骨にエックス線透過像をともなう典型的な皿状の吸収窩が歯根表面に確認される（赤矢印）．炎症性外部吸収に隣接する部位では，歯槽硬線は観察されないことに留意されたい．根尖部にはエックス線透過像も確認できる（黄矢印）．

CBCT

　炎症性外部吸収は，CBCTにおいて従来のエックス線写真と類似したエックス線像を示すが，隣接する骨における歯根周囲のエックス線透過像と同様に，病変部の範囲はより識別しやすくなる（図10-4, 10-5）．さらに，CBCTではすべての吸収窩の正確な部位が特定でき，従来のエックス線写真では検出できない病変部が頬側/口蓋側にかかわらず検出可能となる[13]．しかしながら，こうした所見は結果として発見されるもので，炎症性外部吸収を日常的に評価するためのスクリーニングツールとしてCBCTの使用を推奨するものではない．

置換性外部吸収

従来のエックス線写真

　置換性外部吸収（アンキローシス）に特徴的なエックス線像は，隣接する骨への歯根の置換とそれにともなう歯根膜腔の消失である（図10-6）．吸収が生じた箇所と隣接する骨にエックス線透過像は存在しない[2]．置換性外部吸収は歯根のあらゆる部位に発症し，さまざまなレベルの組織破壊を起こし得る．

CBCT

　置換性外部吸収のCBCTにおける所見は，従来のエックス線写真の所見と非常に類似している．しかし唇側/

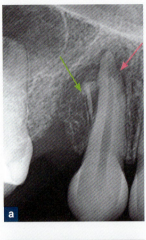 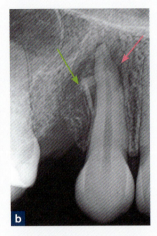 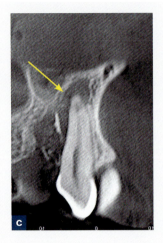 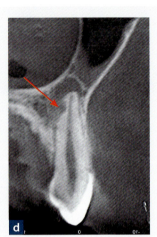

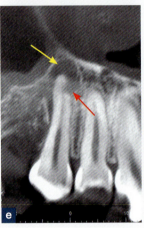 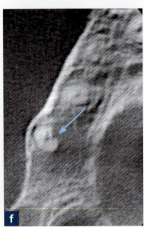

図 10-4　炎症性外部吸収の例.
a, b：上顎右側犬歯の口内法エックス線写真．根尖部にエックス線透過像の存在が疑われる．第一小臼歯の抜歯後に形成された犬歯遠心側の小さな腐骨（緑矢印）と，根尖部上方の微小なエックス線透過像（ピンク矢印）に留意されたい．
c, d：CBCT 矢状断像．上顎右側犬歯に，境界が明瞭な根尖部エックス線透過像（黄矢印）と炎症性外部吸収のエックス線的兆候（赤矢印）が確認される．
e：CBCT 冠状断像．エックス線写真像を反映している．
f：CBCT 軸位断像．吸収窩が根管に穿孔していないことが確認できる（青矢印）．

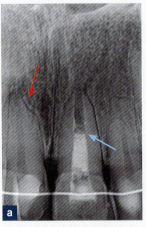 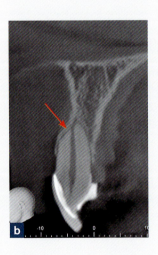 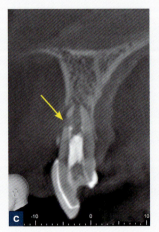 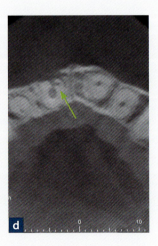

図 10-5　炎症性外部吸収の例.
a：上顎左側中切歯の口内法エックス線写真．エックス線的根尖より手前まで，水酸化カルシウムが貼薬されている（青矢印）．根管長測定器がこの部位で0を示したため，こうした治療が施されている．上顎右側中切歯（赤矢印）および上顎左側側切歯近心側の歯根表面の表面外部吸収に留意されたい．これは患者が受けた以前の外傷に起因する可能性が高い．
b：CBCT 矢状断像．上顎左側中切歯近心側における表面外部吸収の兆候を示す（赤矢印）．
c：CBCT 矢状断像．上顎左側中切歯歯根の近心側における炎症性外部吸収の兆候を示す（黄矢印）．これは歯根面上に位置するため，口内法エックス線写真では確認できないことを留意されたい．
d：CBCT 軸位断像．上顎左側中切歯近心側における炎症性外部吸収の兆候を示す．これらの CBCT 画像から，吸収窩が根管系に穿孔していないこと（緑矢印）を確認し，本症例への対応に反映させることができる．

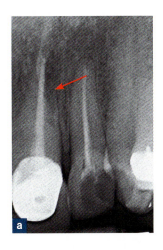
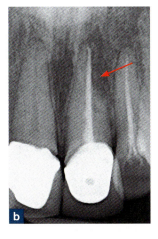

図 10-6　置換性外部吸収の例．
a, b：上顎左側中切歯の偏心投影エックス線写真．骨がどのように歯根象牙質に置換したか，どのように吸収窩の大きさが2枚目のエックス線写真のように変化したかに留意されたい（赤矢印）．

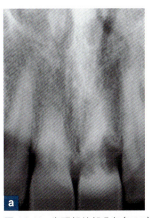
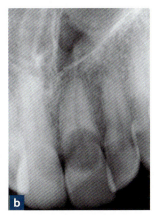
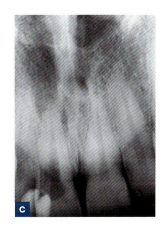
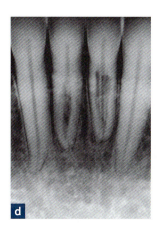

図 10-7　歯頸部外部吸収（ECR）の例．
a～d：さまざまな ECR 症例の多様なエックス線像を，口内法エックス線写真で示す．
(a) 上顎左側中切歯の近心および遠心面に生じた，不規則な境界を有する「虫喰い」像．
(b) 上顎左側中切歯の歯頸部の両側に生じた，境界が明瞭で左右対称なエックス線透過像．
(c) 上顎右側中切歯の歯頸部で不規則に生じた，境界が明瞭なエックス線透過像．
(d) 下顎両側中切歯の歯根に見られるまだら状の像は，骨様の化生性変化を示す．

口蓋側の根面上に生じた小さく明瞭な置換性外部吸収は，CBCT でのみ確実に検出できる．従来のエックス線写真は，検出可能な大きさに達した隣接面の吸収窩を検出するには良いが，歯根の唇側あるいは口蓋側の表層における小さい病変部を確実に検出することはできない．

歯頸部外部吸収

従来のエックス線写真

歯頸部外部吸収（以下 ECR）の従来のエックス線写真像は多様で，吸収窩の部位，歯根象牙質を侵襲する吸収の程度およびその過程，さらに吸収窩を占める肉芽組織と骨組織の相対的比率など，多数の要因が影響を及ぼす[20,21]．

ECR は概して歯の歯頸部に起こる．しかしながら，従来のエックス線写真で評価すると，必ずしも歯頸部を含むようには見えない．ECR は，吸収が起こった歯の上皮付着より根尖側，すなわち歯頸部より下方で始まる．付着のある正常な歯周組織では，病変部は吸収過程の侵襲性を反映して，吸収が始まった歯頸部から根尖側，あるいは歯冠側へと拡大していく[23,24]．

ECR の開始部位における組織破壊は微細であり，隣接する解剖学的ノイズに隠される場合もあるため，従来

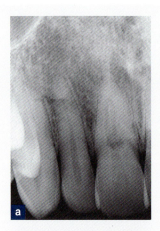
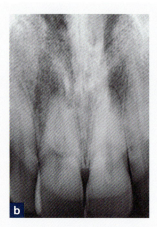
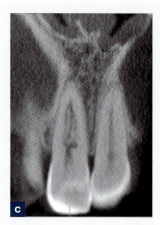
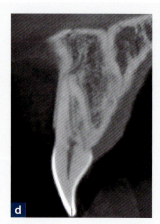
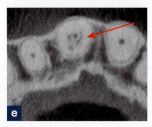

図10-8 歯頸部外部吸収（ECR）の例．
a, b：上顎右側中切歯の偏心投影エックス線写真では，根管の歯冠側および中央1/3に不明瞭なまだら状の像が確認される．
c～e：再構成したCBCTの冠状断（c），矢状断（d），軸位断（e）像．ECR病変部の存在とその程度が確認できる．ECRがどのように根管を取り囲んでいるかに注目（赤矢印）．偏心投影エックス線写真では，吸収窩の根管との相対的な位置に著しい変化はなく，内部吸収窩を示している可能性がある．CBCT画像からは，吸収窩がECRによるものであることが確認できる．
（参考文献33より引用，Patel S, Dawood A, Wilson R, Horner K, Mannocci F各氏のご厚意による）

のエックス線写真では検出できない．そうした状況においては，従来のエックス線写真では，大きく組織破壊が発生していた部位で吸収が始まったかのような印象を受ける．その部位は，歯頸部あるいは吸収過程が開始した実際の位置からやや離れているかもしれず，特に病変部の保存的なマネジメントを考える際に問題となる．これは，CBCTの出現により認識されるようになったECRの特徴である．ECRの吸収窩は，概してさまざまな濃度のエックス線透過像を呈する[21, 34]．

ECRの病変部は，吸収窩が主に血管や線維に富む肉芽組織からなる場合，均一なエックス線透過性を示しやすい．しかしながら，病変が歯槽頂上に位置する場合を除いて，吸収窩が完全なエックス線透過像を示すことは比較的珍しい．むしろその領域への隣接する硬組織（骨や隣接する象牙質）の重複や，吸収窩を占める組織におけるゆるやかな化生性変化（骨様象牙質の形成に代表される）のために，その病変部は部分的，あるいは完全に混濁した像を呈することが多い[21, 26]．そして従来のエックス線写真でその硬組織の重複と化生性変化を区別することは不可能である（図10-7）．骨形成をともなう線維性組織が吸収窩に存在する場合（すなわち経過の長い症例）では，この組織が周囲の肉芽組織より高いエックス線不透過性をもち，吸収窩の至る所に低密度あるいは散在性に広がるため，まだら状の像を呈す（図10-8）．

従来のエックス線写真で評価した場合，吸収窩の深さや吸収窩内の骨形成をともなう線維性組織の割合や分布によって，ECR病変部の辺縁の境界は明瞭なものから不明瞭なものまでさまざまである．大半の症例は境界明瞭である[34]．偏心投影（後述）は，ECRの様相を確認するとともに内部吸収と識別するのに有用である（図10-9）．

歴史的にECRの性状，臨床的対応，ならびに予後はHeithersayの分類[23]に基づく．この分類は，歯への侵襲程度によりECRを分類している（Ⅰ～Ⅳ）．しかしこの分類はエックス線写真に基づくため，歯の隣接面に限定した場合のみ，ECRの性質を確実に評価することが可能である[21, 32]．

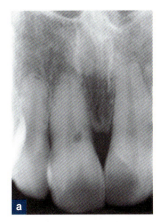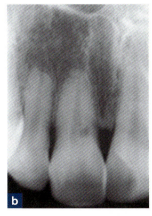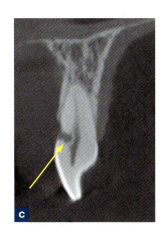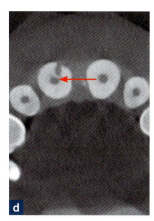
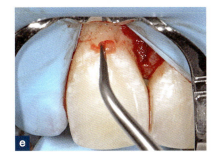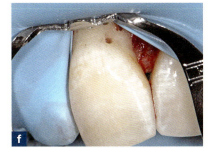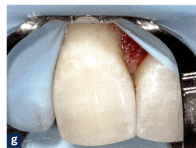
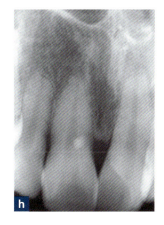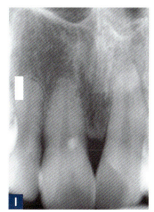

図10-9　歯頚部外部吸収（ECR）の例．
a, b：上顎左側中切歯の偏心投影エックス線写真では，根管の歯冠側1/3にエックス線透過像が確認される．
c, d：再構成したCBCTの矢状断（c），軸位断（d）像．ECR病変部の存在と程度が確認できる．ECRが根管に入り込んでいないことに注意（黄矢印）．これは治療計画立案には重要な情報である．
e~g：術者は病変部の正確な広がり（c, dの矢印）を把握しているため，吸収窩を掻爬し封鎖することができる．
h, i：処置歯の治療直後（h），および1年後（i）の口内法エックス線写真．
（Daniel Vaz De Souza 氏〔英国・KCL〕のご厚意による）

CBCT

CBCTでは，あらゆる方向におけるECR病変と歯槽骨頂との関連性が明らかとなるため，ECRの開始部位の判定も可能である．さらに，ECR病変の性状（肉芽組織か化生性骨様組織か）についての推定も可能となる[21]．

Patelら[33]のin vivo研究により，歯頚部外部（および内部）吸収の正確な診断には，口内法エックス線写真よりCBCTが有用であることが明らかとなっている．またCBCTは，正しい治療法を選択する可能性を高めることが明らかとなっている．De Souzaらの未発表研究[12]では，ヒト乾燥下顎骨に人工的に作製したECR病変の性状と部位を評価する能力について，CBCTと口内法エックス線写真の比較が行われている．その結果，人工的に作製したECR病変の正確な大きさや部位を決定するのに，CBCTは偏心投影エックス線写真と比較し，有意に正確性が高いことが明らかとなった．さらに，人工的に作製した吸収部をHeithersayの分類を用いて評価した際に，CBCTは従来の口内法エックス線写真と比べ，正

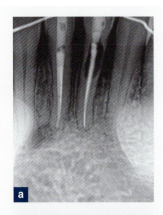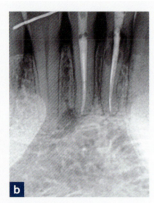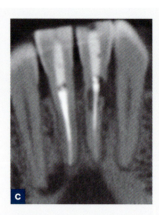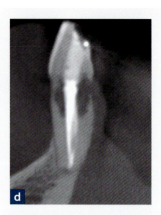
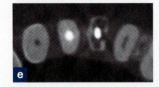

図10-10 歯頸部外部吸収（ECR）の例．ECRは根管治療後の歯にも影響を与える．
a, b：下顎中切歯部の口内法エックス線写真．ECRの兆候がある．
c~e：再構成したCBCTの冠状断(c)，矢状断(d)，軸位断(e)像．ECR病変部の程度が確認できる．

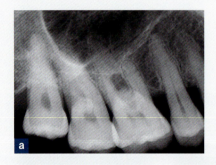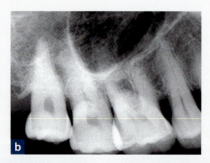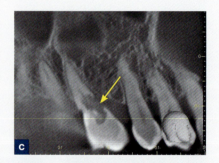
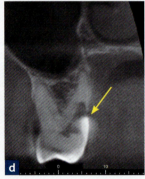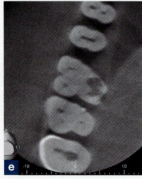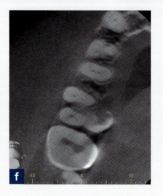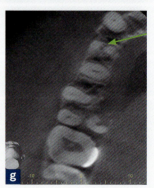

図10-11 歯頸部外部吸収（ECR）の例．
a, b：上顎右側第一大臼歯の偏心投影エックス線写真では，ECRの明らかな兆候はない．
e~g：再構成したCBCTの矢状断(c)，冠状断(d)，軸位断(e~g)像では，ECR病変部の状態が確認できる（黄矢印）．小臼歯にもECRの兆候があることに留意されたい（緑矢印）．
（参考文献37より引用．Patel S，Saberi N各氏のご厚意による）

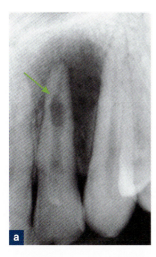
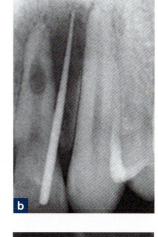
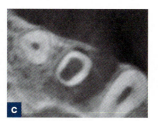
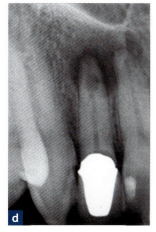
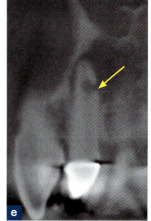
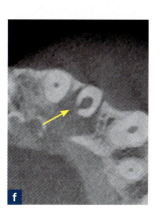

図 10-12 内部性歯根吸収（IRR）の例．
a：上顎左側側切歯の口内法エックス線写真．IRR の兆候を示す像が確認できる（緑矢印）．根管の「バルーンアウト」（風船様の膨張）に注意．この吸収像は，左右対称で境界明瞭，均一なエックス線透過像として確認できる．
b：偏心投影エックス線写真でも歯根中央部にエックス線透過像が確認でき，IRR の診断を確定するのに役立つ．
c：CBCT 軸位断像．根管壁に吸収が及んでいないことが確認できる．
d：上顎右側側切歯の口内法エックス線写真．IRR の兆候を示す像が確認できる．
e, f：CBCT の矢状断（e），軸位断（f）像．吸収窩の根管壁への穿孔が確認できる（黄矢印）．
（参考文献 35 より引用．Patel S, Ricucci D, Durak C, Tay F 各氏のご厚意による）

確に分類できることが明らかとなった．

　CBCT では組織破壊が存在する場合，一般的にその主な部位をエックス線透過像として容易に同定できる．また，解剖学的ノイズを除去し目的の領域に焦点を合わせることにより，病変部を本来のエックス線画像濃度で描出することができる（図 10-10，10-11）．このように観察した場合，病変部を占める混濁したあるいは明瞭なエックス線不透過像は，病変における化生性変化を表している．特に，病変内の混濁は硬組織の化生への移行段階を示し，一方で，明瞭なエックス線不透過像は硬組織の形成が完了したことを反映している[38]．従来のエックス線写真でまだら状の像を呈する硬組織形成領域は，CBCT でより容易に同定できる．ECR 内に硬組織が含まれる場合，CBCT では以下の 2 つの基本的なエックス線像が一般的に観察される．

- エックス線不透過性の島状硬組織形成……この硬組織は，化生性変化の程度に応じて，エックス線透過性組織（肉芽組織）中にさまざまな程度で点在する．
- 帯状あるいは線状のエックス線不透過性組織が病変部の大半を占める硬組織形成……これらの中に少量のエックス線透過性組織（肉芽組織）が散在する．

　組織破壊が進んでいる領域は吸収が始まった部位を示しており，病変はこの領域に限定される可能性がある．しかしながら常にというわけではないものの，歯根内のさまざまな方向や平面において CBCT 像で細く突出したエックス線透過像として描出される細い分枝状の吸収が，組織破壊が進んだ部位から放射状に広がっている．これらの分枝は，歯根に留まることもあれば歯冠に入り

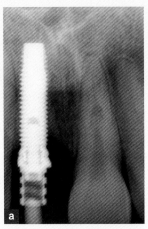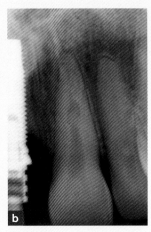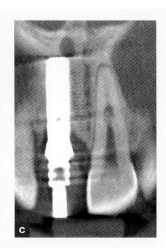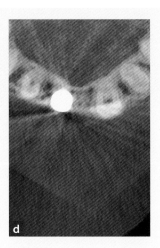

図10-13　内部性歯根吸収（IRR）の例．
a, b：上顎左側中切歯の偏心投影エックス線写真．内部吸収窩を示唆する「バルーンアウト」の様相を示す歯根の中央に，エックス線透過像が確認できる．吸収窩の歯冠側1/2には置換性内部吸収を示すまだら状の像が確認できる．
c：CBCT冠状断像．まだら状の像がより詳細かつ明確になった．
d：CBCT軸位断像．まだら状の像が吸収窩の口蓋側にあることが確認できる．近接する比較的低密度のチタン製インプラントから生じた線状のアーチファクトが画質を損ねている．隣在歯が高密度の金属材料（金あるいはステンレス鋼など）で修復されている場合，こうしたCBCTでの撮像は妥当でないことがある．
（参考文献35より引用．Patel S, Ricucci D, Durak C, Tay F 各氏のご厚意による）

込むこともあり，より病変が進んだ症例では，歯根外表層あるいは根管内と交通することもある．また部分的，あるいは完全に根管を取り囲むこともある．大幅に組織破壊が進んだ部位と（CBCT画像から推測しうる）上皮付着の高さに距離がある場合は，歯頸部に近い高さで歯根外表面と交通し，病変部から放射状に伸びる分枝を同定することができる．比較的小さい組織破壊にもかかわらず，この部位から吸収過程が開始した可能性が高い．こうした詳細な情報は，ECRに対する予知性の高い対応に不可欠である[21,32]．

CBCTを使用することで，平坦，あるいは不規則，または両方の特徴をもつ病変部の辺縁の確認が容易となることが多い．

内部性歯根吸収を診る

従来のエックス線写真

従来のエックス線写真による内部性歯根吸収（以下IRR）像はさまざまで，多くの場合，過去の文献に書かれた典型的な像には合致しない．Gartnerら[17]は，IRRのエックス線診断のためのガイドラインを著し，IRRの病変部は，根管壁が「バルーンアウト」の様相を呈するとともに「均一なエックス線透過像」を示し，「辺縁が平坦で明瞭」であり，一般的に「歯根上に左右対称に分布している」と記している．Neら[29]はIRRの病変について，根管壁と連続性をもつ楕円形で限局性のエックス線透過像であると記述している．IRRの症例には，これらの特徴のいくつか，またはすべてを呈しているものもあるが[8,25]，多くの症例には該当しない（図10-12）．

実際には，IRRは歯髄腔を含む根管系のあらゆる場所に発生し，エックス線写真上ではさまざまな形状や輪郭，境界の明瞭性，エックス線画像不透過度，根管に対して対称性を有する透過像として現れる．炎症性内部吸収の吸収窩は，均一なエックス線透過性をもつ傾向があり，一方，置換性内部吸収の吸収窩は，硬組織の沈着を反映してまだら状の像を示す（図10-13）．どちらのタイプのIRRも，混濁したエックス線像を示すことがある．これは，対象領域における解剖学的ノイズや，置換性内

歯根吸収を診る 10

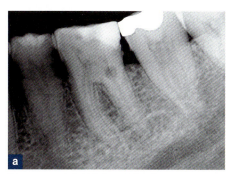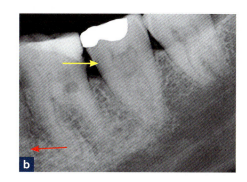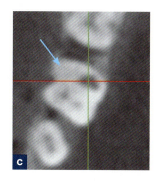

図10-14　内部性歯根吸収(IRR)の例.
a, b：下顎左側第一大臼歯の偏心投影エックス線写真. 遠心根上の境界明瞭なエックス線透過像に留意されたい. 根管は透過像を介してたどることが可能である. 本症例では，エックス線ビームが赤矢印方向に移動すると透過像は反対の方向(黄矢印)に移動した. これらはすべてECRの典型的な特徴である.
c：CBCTの軸位断像. 遠心根のエックス線透過像の実際の特徴が明らかになったため，IRRと確定診断することができた. 遠心舌側根管(青矢印)は遠心頬側根に重なっているため，ECRと誤診する可能性がある.

（参考文献34より引用）

部吸収症例では，病変内における化生性硬組織形成の遷移段階のいずれかによって発生する特徴である[38].

　IRRの辺縁に典型的な像はない. 病変部の外形が平坦か不規則か，境界が不明瞭か明瞭かは，病変の経過時間の長さや関連する組織破壊と沈着の程度による. 根管に対して非対称的な症例ほど，より境界が明瞭な傾向にあることが経験的に示唆されている.

　IRRをECRと誤診することはまれとはいえない[19, 41]. 決定的な違いは吸収の部位である.

　IRRの病変は，基本的に根管壁の延長にあるため，正常な根管壁と連続している. したがってIRRが発生した単根管の歯においては，吸収窩内では根管壁をたどることができない[17]. これは，病変部が吸収窩の頬側あるいは口蓋側／舌側に位置するECRの症例とは対照的である. すなわちECRは従来のエックス線写真上では根管系に投影されるが，根管が吸収窩と連続していない. したがって根管壁は通常の形態を維持しており，エックス線写真上でトレースすることができる.

　エックス線管の水平的角度を変えて撮影した偏心投影エックス線写真により，病変の性質に関してさらなる情報を得ることができる. IRR症例では，偏心投影エックス線写真との2枚の画像上で，根管に対する吸収部の位置は変化しない. しかしECR症例では，口蓋側に位置する病変部は，エックス管の移動に応じて根管に対して同じ方向に移動し(図10-12)，頬側に位置する病変部は逆方向に移動する. ただこうした診断基準には，正確な診断の妨げとなる以下のような複数の欠点が存在する.

- 広範囲に及ぶ硬組織沈着が吸収窩に発生している症例では，根管壁はエックス線写真上でその像が不明瞭になることがある
- ECR病変部が根管壁に穿孔しており，病変と根管が交通している可能性がある
- 従来のエックス線写真では，複根歯の場合，内部吸収の影響を受けていない根管が吸収窩に重なって見える可能性がある(図10-14).

CBCT

　従来のエックス線写真の限界を越え，CBCTは歯根吸収の正確な部位と，歯根吸収のタイプを確定することができるようになった(図10-14, 10-15). あらゆる平面における内部吸収窩の大きさや，根管壁の穿孔の存在と部位を明らかにできる(図10-12). 吸収窩の壁は根管壁と連続している. 解剖学的ノイズを除去する

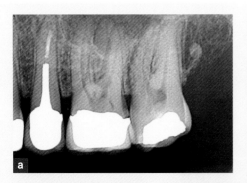
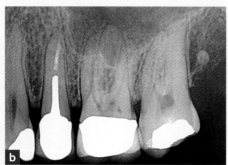
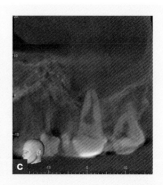
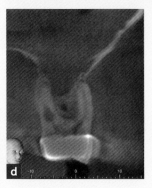
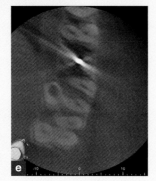

図10-15　内部性歯根吸収（IRR）の例.
a, b：上顎左側大臼歯の偏心投影エックス線写真．特に異常は確認できない．
c～e：CBCTの矢状断(c)，冠状断(d)，軸位断(e)像．口蓋根に明らかにIRRが確認できる．吸収窩は根管に限局しており，穿孔していない．

ことで，IRRの実際のエックス線不透過度が明らかとなり，化生で生じた硬組織の存在あるいは化生への移行段階（CBCTにおける混濁像）にあることを確認できる[35]．IRR症例では通常，硬組織形成のタイプが（ECRでみられる硬組織形成のタイプと同様に）同定されうる．しかしIRRで線状の硬組織が形成されることはあまりなく，置換性内部吸収の症例の多くでは，島状の硬組織形成がその特徴を示す．これらは一般的に，ECRよりも病変部全体に拡散しない．またIRRはECRとは異なり侵襲的ではないため，主たる吸収窩から広がる突起物の存在はIRRの特徴ではなく，病変部は根管壁に限局する傾向にある．一般的に吸収窩の壁はCBCTで境界明瞭である．

最近の臨床研究では，ECRおよびIRRの診断におけるCBCTの精度の向上に焦点が当てられている[33]．ある研究では，歯内療法学を専攻する大学院生と熟練した歯内療法専門医に一連のエックス線写真とCBCT画像を評価させ，歯根吸収が存在すると判断した場合そのタイプを診断させた．その結果，CBCTはエックス線写真に比較してより有効で，信頼性が高いことが明らかになった．表面外部吸収を評価させた他の研究でも，同様の結論が出ている[1]．

結論

CBCTは，従来のエックス線写真と比較し，さまざまなタイプの歯根吸収をより正確に診断できることを示唆する多くのエビデンスがある．これにより，正確な治療計画を選択する可能性も高まるはずである[14, 34]．

しかしながら，画像診断率はCBCTスキャナの機種ごとに異なることを，CBCT検査を検討する前に心にとめておかねばならない[36]．ある特定のCBCTスキャナ（および照射パラメータ）を使用した特定の研究結果が，他のCBCTスキャナにも該当するとは限らない[11, 30]．

偏心投影エックス線写真では，吸収性病変に対して確信をもって診断，もしくは対応を行うための情報が不十分な場合にのみ，CBCTを検討するべきである[16]．

参考文献

1. Alqerban A, Jacobs R, Souza PC, Willems G. In-vitro comparison of 2 cone-beam computed tomography systems and panoramic imaging for detecting simulated canine impaction-induced external root resorption in maxillary lateral incisors. Am J Orthod Dentofacial Orthop 2009;136:764–765.
2. Andreasen JO, Hjørting-Hansen E. Replantation of teeth. I. Radiographic and clinical study of 110 human teeth replanted after accidental loss. Acta Odontol Scand 1966;24:263–286.
3. Andreasen JO, Hjørting-Hansen E. Replantation of teeth. II. Histological study of 22 replanted anterior teeth in humans. Acta Odontol Scand 1966;24:287–306.
4. Andreasen FM, Pedersen BV. Prognosis of luxated permanent teeth—the development of pulp necrosis. Endod Dent Traumatol 1985;1:207–220.
5. Andreasen FM, Sewerin I, Mandel U, Andreasen JO. Radiographic assessment of simulated root resorption cavities. Endod Dent Traumatol 1987;3:21–27.
6. Andreasen JO. Review of the root resorption systems and models. Etiology of root resorption and the homeostatic mechanisms of the periodontal ligament. In: The Biological Mechanisms of Tooth Eruption and Root Resorption. Davidotch D (ed). Birmingham, UK: EBSCO Media 1988:9–21.
7. Bernardes RA, de Paulo RS, Pereira LO, Duarte MA, Ordinola-Zapata R, de Azevedo JR. Comparative study of cone beam computed tomography and intraoral periapical radiographs in diagnosis of lingual-simulated external root resorptions. Dent Traumatol 2012;28:268–272.
8. Çalişkan MK, Türkün M. Prognosis of permanent teeth with internal resorption: a clinical review. Endod Dent Traumatol 1997;13:75–81.
9. Chapnick L. External root resorption: an experimental radiographic evaluation. Oral Surg Oral Med Oral Pathol 1989;67:578–582.
10. D'Addazio PS, Campos CN, Özcan M, Teixeira HGC, Passoni RM, Carvalho ACP. A comparative study between cone-beam computed tomography and periapical radiographs in the diagnosis of simulated edodontic complications. Int Endod J 2011;44:218–224.
11. Da Silveira PF, Fontana MP, Oliveira HW, Vizzotto MB, Montagner F, Silveira HL, Silveira HE. CBCT-based volume of simulated root resorption - influence of FOV and voxel size. Int Endod J 2015;48(10):959-965.
12. De Souza DV, Schirru E, Mannocci F, Foschi F, Patel S. External cervical resorption: comparison of the diagnostic efficacy using two different cone beam tomography units versus periapical radiography - an in vitro investigation. Master of Clinician Dentistry dissertation, Kings College London (in progress).
13. Durack C, Patel S, Davies J, Wilson R, Mannocci F. Diagnostic accuracy of small volume cone beam computed tomography and intraoral periapical radiography for the detection of simulated external inflammatory root resorption. Int Endod J 2011;44:136–147.
14. Ee J, Fayad MI, Johnson BR. Comparison of endodontic diagnosis and treatment planning decisions using cone-beam volumetric tomography versus periapical radiography. J Endod 2014;40:910–916.
15. Estrela C, Bueno MR, De Alencar AH, Mattar R, Valladares Neto J, Azevedo BC, De Araújo Estrela CR. Method to evaluate inflammatory root resorption by using cone beam computed tomography. J Endod 2009;35:1491–1497.
16. European Society of Endodontology, Patel S, Durack C, Abella F, Roig M, Shemesh H, Lambrechts P, Lemberg K. European Society of Endodontology position statement: the use of CBCT in Endodontics. Int Endod J 2014;47:502–504.
17. Gartner AH, Mark T, Somerlott RG, Walsh LC. Differential diagnosis of internal and external cervical resorption. J Endod 1976;2:329–334.
18. Goldberg F, De Silvio A, Dreyer C. Radiographic assessment of simulated external root resorption cavities in maxillary incisors. Endod Dent Traumatol 1998;14:133–136.
19. Gulabivala K, Searson LJ. Clinical diagnosis of internal resorption: an exception to the rule. Int Endod J 1995;28:255–260.
20. Gunst V, Huybrechts B, De Almeida Neves A, Bergmans L, Van Meerbeek B, Lambrechts P. Playing wind instruments as a potential aetiologic cofactor in external cervical resorption: two case reports. Int Endod J 2011;44:268–282.
21. Gunst V, Mavridou A, Huybrechts B, Van Gorp G, Bergmans L, Lambrechts P. External cervical resorption: an analysis using cone beam, and microfocus computed tomography and scanning electron microscopy. Int Endod J 2013;46:877–887.
22. Hammarström L, Lindskog S. General morphological aspects of resorption of teeth and alveolar bone. Int Endod J 1985;18:93–108.
23. Heithersay GS. Invasive cervical resorption: an analysis of potential predisposing factors. Quintessence Int 1999;30:83–95.
24. Heithersay GS. Invasive cervical resorption. Endod Topics 2004;7:73–92.
25. Heithersay GS. Management of tooth resorption. Aust Dent J 2007;52(1 Suppl):S105–121.
26. Iqbal MK. Clinical and scanning electron microscopic features of invasive cervical resorption in a maxillary molar. Oral Surg Oral Med Oral Pathol Oral Radiol Endod 2007;103:49–54.
27. Kamburoğlu K, Kurşun S, Yüksel S, Oztaş B. Observer ability to detect ex vivo simulated internal or external cervical root resorption. J Endod 2011;37:168–175.
28. Laux M, Abbott PV, Pajarola G, Nair PNR. Apical inflammatory root resorption: a correlative radiographic and histological assessment. Int Endod J 2000;33:483–493.
29. Ne RF, Witherspoon DE, Gutmann JL. Tooth resorption. Quintessence Int 1999;30:9–25.
30. Neves FS, Vasconcelos TV, Vaz SL, Freitas DQ, Haiter-Neto F. Evaluation of reconstructed images with different voxel sizes of acquisition in the diagnosis of simulated external root resorption using cone beam computed tomography. Int Endod J 2012;45:234–239.
31. Patel S, Ford TP. Is the resorption external or internal? Dent Update 2007;34:218–229.
32. Patel S, Dawood A. The use of cone beam computed tomography in the management of external cervical resorption lesions. Int Endod J 2007;40:730–737.
33. Patel S, Dawood A, Wilson R, Horner K, Mannocci F. The detection and management of root resorption lesions using intraoral radiography and cone beam computed tomography—an in vivo investigation. Int Endod J 2009;42:831–838.
34. Patel S, Kanagasingam S, Pitt Ford T. External cervical resorption: a review. J Endod 2009;35:616–625.
35. Patel S, Ricucci D, Durak C, Tay F. Internal root resorption: a review. J Endod 2010;36:1107–1121.
36. Patel S, Durack C, Abella F, Shemesh H, Rog M, Lemberg K. Cone beam computed tomography in endodontics—a review. Int Endod J 2015;48:3–15.
37. Patel S, Saberi N. External cervical resorption associated with the use of bisphosphonates: a case series. J Endod 2015;41(5):742-748.
38. Patel S, Durack C, Ricucci D. Root resorption. In: Cohen's Pathways of the Pulp, ed 11. Hargreaves K (ed). Oxford UK: Elsevier, 2016:660–682.
39. Ponder SN, Benavides E, Kapila S, Hatch NE. Quantification of external root resorption by low- vs high-resolution cone-beam computed tomography and periapical radiography: A volumetric and linear analysis. Am J Orthod Dentofacial Orthop 2013;143:77–91.
40. Ren H, Chen J, Deng F, Zheng L, Liu X, Dong Y. Comparison of cone-beam computed tomography and periapical radiography for detecting simulated apical root resorption. Angle Orthod 2013;83:189–195.
41. Schwartz RS, Robbins JW, Rindler E. Management of invasive cervical resorption: observations from three private practices and a report of three cases. J Endod 2010;36:1721–1730.

Chapter 11
垂直性歯根破折を診る

Shanon Patel, Simon C Harvey
翻訳：前田英史〔九州大学大学院 歯学研究院 口腔機能修復学講座 歯科保存学研究分野〕

はじめに

垂直性歯根破折（以下VRF）は，歯根に生じた垂直方向の亀裂または破折を指し，隣接面の一方もしくは両方にしばしば生じる[8,36]．VRFは歯内療法を行った歯に生じやすいが[22]，そうでない歯にも起こりうる[6,48]．

不完全VRFは，歯根の分離には至っておらず，垂直性の破折線が見られる状態と定義される．不完全VRFは一般的に，根管内と歯根膜とが交通していない．一方完全VRFは，歯根が分離して破折片となった状態である[2,37]．したがって不完全VRFは，完全VRFと比べて破折線の幅が狭い．完全VRFを生じた歯の予後は，きわめて不良であるのが一般的である[48]．

VRFの発症率は，生活歯よりも歯内療法を行った歯に多く[4,7]，歯内療法を行った歯の20~32％がVRFを理由に抜歯されている[3,6]．

歯科用マイクロスコープを用いて臨床的にVRFの診断が確定される症例もあり，たとえば，髄床底や頬舌側の歯根表面に走る完全VRFの確認が可能である．しかしその診断は難しいことが多く，特に不完全VRFでは困難である[5,7]．誤った診断は，不適切な治療につながってしまう．最近のシステマティックレビューでは，VRFを検出するために，従来から広く用いられている臨床的およびエックス線検査のみによる診査では，診断の正確性の観点から，エビデンスに基づいたデータが欠けていると結論づけている[46]．

VRFの早期診断は，患歯に適切に対応するために不可欠であり，うまくいけばその予後を改善するものである．

口内法エックス線写真による診断

口内法エックス線写真は，現在のところVRFが疑われる歯を評価するための第一選択として用いられる画像システムである[1,15]．ただし単純エックス線撮影法で得られた画像には限界があるため，歯根破折片同士がずれている完全VRFの場合[24]やエックス線が破折線を透過した場合[18,38]にのみ，口内法エックス線写真でのVRF検出が可能である．VRFが進行すると歯根破折片が完全に分離することがあり[27,36]，口内法エックス線写真での検出が可能となる（図11-1）．

エックス線写真では，歯根破折の位置や破折片のずれの程度によってVRFの検出が左右され，破折線の幅が狭いほど検出はしづらくなる[2,24]．偏心投影エックス線撮影法を用いても，破折片のずれが最小限であれば，歯内療法の有無にかかわらず完全VRFと不完全VRFの判別は難しい[2,34]．VRFを検出する場合，デジタル撮影法（固体半導体方式およびイメージングプレート方式）でも従来の単純エックス線撮影法でも，その総合的な精度に差はあまりない．口内法エックス線写真では，根管内に充填材がない場合は診断の精度が高くなるが，エックス線不透過性の高いガッタパーチャやメタルポストで充填されていれば，正確な診断を妨げてしまう[28]．

単純エックス線撮影法は，生体外でVRFを検出する場合に高い特異性をもつが，感度は落ちる[34,45]．口内法エックス線写真用の受像体のタイプ（単純フィルム vs デジタル受像体）は，単根歯に人工的につくったVRFを検出し診断する精度に，有意な影響を及ぼさないとの結果が出ている[44,45]．一方で多根歯のVRF検出において，

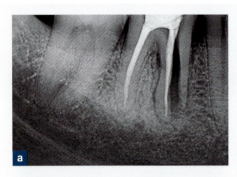
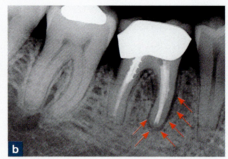
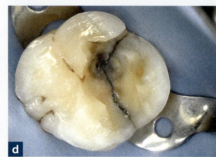

図 11-1
a：根管充填済みの下顎第一大臼歯の口内法エックス線写真．完全 VRF を示す近心根の完全な分離が認められる．
b：臨床症状を有する，根管充填済みの下顎第一大臼歯の口内法エックス線写真．J 状の骨透過像（赤矢印）が生じている．
c, d：咬翼法エックス線写真で認められた破折（黄矢印）．これは診察時にも確認された．

- 明らかな歯根の分離
- 歯槽頂に限局した垂直性骨欠損
- 歯根の一面または多面にわたる歯根膜腔の拡大
- 歯根周囲における J 状の透過像
- 根分岐部の骨透過像
- 遊離した逆根管充填材
- 根尖に至る瘻孔

表 11-1　VRF を示唆するエックス線所見．

デジタルセンサーによる撮像の方が，単純フィルムよりも正確な診断が可能と示唆する報告もある[20]．

根管内に充填物のない歯の VRF モデルでは，エックス線画像の基本的なデジタル操作（画像拡大，色付け，反転）を行うことで，原画像よりも破折が検出しやすくなることが示されている[29]．しかし根管充填された歯では，同様の画像処理を行っても診断率に有意な向上は見られない[19,21,44]．

逆根管充填材の脱落による根尖部からの遊離は，VRF の兆候とされている[36]．これは，Mineral trioxide aggregate（MTA）や Biodentine などの最近開発された逆根管充填材を用いたケースよりも，アマルガムを用いたケースで起こりやすい．

歯根内に限局した VRF を識別するのは難しいが，隣接する歯根周囲骨の歯槽頂に限局した垂直性骨欠損や[23,31,41,43]，暈状またはJ状の透過像として知られる，歯根周囲における広範囲の透過像（図 11-2，11-3）[46]，大臼歯の根分岐部に限局した透過像，歯根の一面における歯根膜腔の拡大，VRF につながる瘻孔の形成（図 11-3，11-4）などの特定の像から，エックス線写真で VRF を検出できる可能性がある（表 11-1）[42]．

CBCT による診断

VRF 検出を目的に CBCT を用いた際の総合的な診断の精度については，相反した結果が出ている[12,14,30]．

図 11-2
a：根管充填済みの下顎第一大臼歯の口内法エックス線写真．近心根の近心面に沿ってわずかな骨透過像（緑矢印）と，根分岐部に骨透過像を認める（黄矢印）．歯根に VRF は認められない．
b：不完全 VRF（赤矢印）を生じた抜去歯．

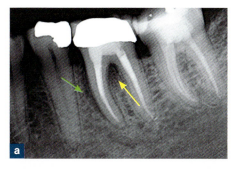
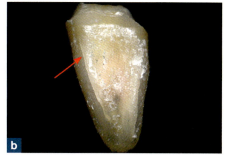

図 11-3
a, b：下顎第二大臼歯の術前 (a) と根管充填後 (b) の口内法エックス線写真．根尖歯周組織は健全であるように見える．
c：治療後 3 年目，患者は同歯に軽度の痛みを訴えた．口内法エックス線写真では，近心根近心面における歯根膜腔の拡大と，根尖周囲における透過像の亢進が認められる（黄矢印）．
d：近心側に限局した深い歯周ポケットをガッタパーチャポイントで探索している．

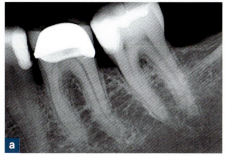
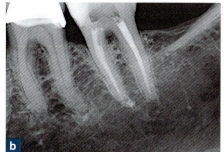
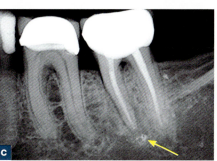
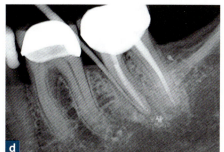

生体外 (ex vivo) での研究

　生体外でヒト抜去歯の VRF 検出を行った研究では，口内法エックス線写真より CBCT の方が診断の精度が高いことが証明された[13,14,32,33]．しかしこれらの研究で人工的につくった破折（完全破折）のサイズは，臨床で見られるような不完全破折よりも大きく，容易に検出可能であるため，CBCT で診断の精度が高くなった可能性がある．こうした破折であれば通常の臨床でも検出できるため，CBCT は診断の確定に必要ではないとの意見もある[34]．

　生体外における最近の研究[2,34]では，所定の幅でつくられた不完全 VRF と完全 VRF の検出における，CBCT と口内法エックス線写真の診断精度について比較検討されている．この 2 つの研究でつくられた破折の幅は，Özer の研究[32]より 1/4 ほど狭いものだった．根管充填されていない場合における VRF の検出感度は，総合すると口内法エックス線写真で 0.63，CBCT で 0.87 であった（破折の大きさは不問）．また根管充填された場合の VRF の検出感度は，口内法エックス線写真で 0.45，CBCT で 0.53 となり，根管充填材がある場合はいずれの方法でもその特異度が低下した[34]．さらに Brady ら[2]は，歯内療法が行われていない歯における不完全 VRF の検出では，CBCT の精度が偏心投影法による口内法エックス線撮影より高いことを明らかにした．

　CBCT が，完全 VRF において検出精度の高いことは予想どおりであった．不完全 VRF でも，幅が 50μm 以

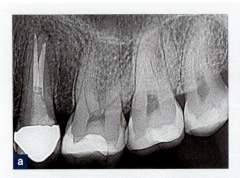
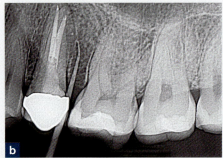
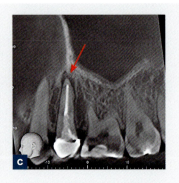
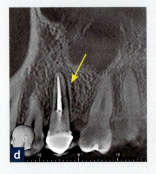
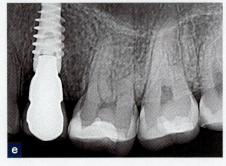

図 11-4
a, b：臨床症状を有する，根管充填済みの上顎第二小臼歯の口内法エックス線写真(a)．頬側の瘻孔をガッタパーチャポイントで探索した(b)．いずれのエックス線写真でも異常の兆候は見られない．
c, d：CBCT の矢状断再構成画像より，明らかな根尖周囲の透過像(c, 赤矢印)と歯根遠心側における歯根膜腔の顕著な拡大(d, 黄矢印)が確認された．
e：最終的にこの歯は抜去され，インプラントが埋入された(インプラント治療は Dr. Fiona Mackillop による)．

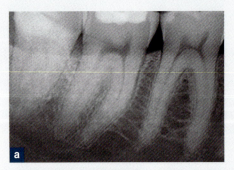
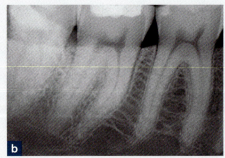
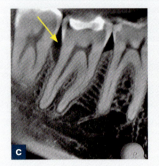
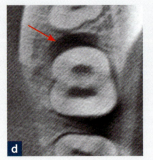
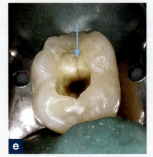

図 11-5
a, b：臨床症状を有する，下顎第二大臼歯の口内法エックス線写真(正放射投影像および偏心投影像)のステレオ撮影．異常は見られなかった．
c, d：CBCT の矢状断再構成画像と軸位断像．患歯の遠心側に限局した歯槽頂の垂直性骨欠損を示した(矢印)．
e：アクセスキャビティーの形成により，根管内の不完全 VRF の存在が明らかになった(青矢印)．破折線の幅が狭いため，CBCT で検出できなかったと思われる．

上の場合は 50μm 以下の場合より検出されやすい[2,34]．これらの結果は，CBCT では狭い幅(< 0.2mm)の VRF が，広い幅(0.2〜0.4mm)ほど容易には検出されなかったという過去の報告[32]とも一致している．

生体内(in vivo)での研究

Chavda ら[5] は臨床研究において，歯内療法を受けた歯と受けていない歯における VRF を診断するにあたり，口内法エックス線写真と CBCT の能力を評価した．通法通り口内法エックス線写真と CBCT の撮影を行った後，VRF を有すると診断された歯を傷つけないように

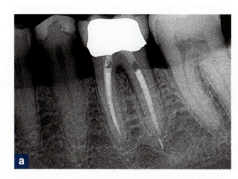
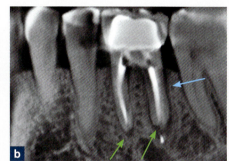
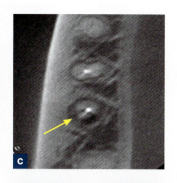
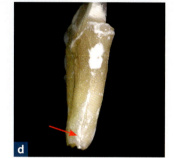

図 11-6
a：臨床症状を有する，10年前に根管治療済みの下顎第一大臼歯の口内法エックス線写真．根管充填は十分な長さで緊密に行われていたが，遠心根から少量の充填材の溢出が見られる．
b：CBCTの矢状断再構成画像．近心根および遠心根の根尖周囲の透過像（緑矢印）と，遠心根遠心側に歯根膜腔の拡大が見られる（青矢印）．
c：CBCTの軸位断像．破折線が見られる（矢印）．
d：抜去歯の遠心根には，完全VRFが見られる（矢印）．

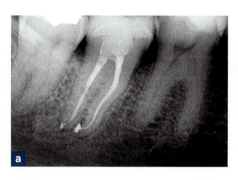
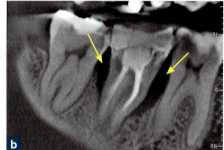
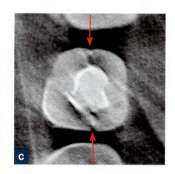
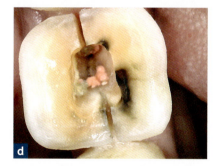

図 11-7
a：臨床症状をともなう，根管治療済みの下顎第二大臼歯の口内法エックス線写真．
b：CBCTの矢状断再構成画像．患歯には，明らかに限局した骨吸収（黄矢印）と歯槽硬線の消失が見られる．これはCBCT画像でのみ確認できる．
c：CBCTの軸位断像（歯根の歯冠側1/3の位置）．完全に分離したVRFがはっきり確認できる（赤矢印）．
d：患歯の歯冠部を除去すると，VRFの実際が確認できた．

抜歯した（**図 11-5～11-7**）．VRFの有無は，抜歯後に歯根表面に付着した組織を除去したうえで，マイクロスコープを用いて確認した．このマイクロスコープによる検査結果は，参照標準として用いた．その結果，口内法エックス線写真は0.92，CBCTは0.83という高い特異度を示したが，同時に感度が口内法エックス線写真で0.16，CBCTで0.27と低かった．したがって，どちらの画像システムもVRFの診断には正確性を欠くと結論づけられた．

一方，他の生体内における研究では，VRFの診断においてCBCTが口内法エックス線写真よりも精度が高いと結論づけられている[10,26,47]．しかしこれらの研究で

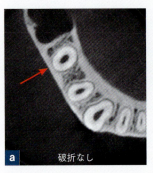 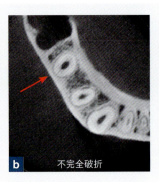 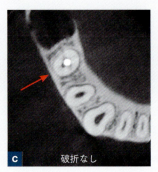 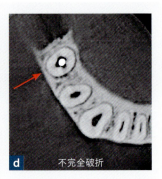

図11-8
a〜d：人工軟組織をともなう乾燥下顎骨のCBCT軸位断像．根管内にガッタパーチャポイントが充填されると，画質がどれだけ損なわれるかが明らかである．根管充填がされていない同じ歯と比べると，cとdでは帯状および線状のアーチファクトが見られる（赤矢印）．

は，一定の条件下ですべての歯が抜去され調べられたわけではない．複数のケースにおいて，VRFを確認するために外科的な検査または通常の再根管治療が行われたが，患歯の歯根表面全体を調べてはいない．したがって，VRFの発生率は実際より少なく報告されている可能性がある．

CBCTで不完全VRFの検出が難しいのは，CBCTのボクセル寸法が対象のVRFの幅よりも大きく（Chapter 4参照），部分的に容積の平均化が生じるためである[39]．

エックス線不透過性の根管充填材も，VRFを検出する際にCBCTの診断精度を損なう[14,17,30]．鋳造ポストも同様の影響を及ぼす[9,15]．これはエックス線の線質硬化によるもので[40]，帯状および線状のアーチファクトが生じ，破折が疑われる範囲内が識別しにくくなる（図11-8）．これによって診断がさらに困難となり[1]，誤診や誤った治療につながる可能性がある[16]．なおエックス線造影性の低いファイバーポストはアーチファクトがほぼ生じないため，診断に有効な画像が得ることができると報告されている[30]．

正確にVRFを診断するCBCTの能力は，使用するCBCTスキャナー特有の仕様や特徴によってさまざまである[14]．それぞれのCBCTスキャナーには専用のハードウェアやソフトウェア，照射パラメータがあり，診断の精度に影響する可能性がある[19,25]．したがって，ある特定のCBCTスキャナーの画質と診断精度を，他種のCBCTスキャナーにそのまま当てはめることはできない．また，CBCTのソフトウェアに備わる「アーチファクト低下」アルゴリズムは，根管治療歯のVRFの診断精度を損なうことが生体外で示されている[1]．

CBCTは，常に歯根のVRFを直接明らかにできるわけではないが，近接した歯根周囲の骨の微妙な変化を早期に検出できる可能性がある．それは，CBCTが単純エックス線撮影の限界（解剖学的ノイズなど）を克服しているためである（図11-4〜11-7）．

結論

不完全VRFおよび完全VRFは，CBCTを使っても容易に検出できないことが最近の研究で証明されている．さらに，エックス線不透過性の高い根管充填材，またはポストの材質によって生じる画像のアーチファクトは，CBCTによるVRFの検出において診断精度を損なう可能性がある．したがって歯根に生じたVRFを直接検出するために，CBCTを推奨することはできない[35]．

しかし臨床的，あるいは口内法エックス線写真を用いた診査で結論が出ない症例においては，VRFが疑われる部位に近接した歯槽骨の微妙な変化を検出するために，CBCTが有効であろうと思われる[11]．

参考文献

1. Bechara B, Alex McMahan C, Moore WS, Noujeim M, Teixeira FB, Geha H. Cone beam CT scans with and without artefact reduction in root fracture detection of endodontically treated teeth. Dentomaxillofac Radiol 2013;42:20120245.
2. Brady E, Mannocci F, Brown J, Wilson R, Patel S. A comparison of cone beam computed tomography and periapical radiography for the detection of vertical root fractures in non-endodontically treated teeth. Int Endod J 2014;47:735–746.
3. Caplan DJ, Weintraub JA. Factors related to loss of root canal filled teeth. J Public Health Dent 1997;57:31–39.
4. Chan CP, Lin CP, Tseng SC, Jeng JH. Vertical root fracture in endodontically versus nonendodontically treated teeth. Oral Surg Oral Med Oral Pathol Oral Radiol Endod 1999;87:504–507.
5. Chavda R, Mannocci F, Andiappan M, Patel S. Comparing the in vivo diagnostic accuracy of digital periapical radiography with cone-beam computed tomography for the detection of vertical root fracture. J Endod 2014;40:1524–1529.
6. Chen SC, Cheuh LH, Hsaio CK, Wu HP, Chiang CP. First untoward events and reasons for tooth extraction after nonsurgical endodontic treatment in Taiwan. J Endod 2008;34:671–674.
7. Cohen S, Blanco L, Berman L. Vertical root fractures. J Am Dent Assoc 2003;134:434–441.
8. Colleagues for Excellence. Cracking the cracked tooth code: detection and treatment of various longitudinal tooth fractures. American Association of Endodontics, 2008.
9. Costa FF, Pinheiro LR, Umetsubo OS, dos Santos O Jr, Gaia BF, Cavalcanti MG. Influence of cone-beam computed tomographic scan mode for detection of horizontal root fracture. J Endod 2014;40:1472–1476.
10. Edlund M, Nair MK, Nair UP. Detection of vertical root fractures by using cone-beam computed tomography: a clinical study. J Endod 2011;37:768–772.
11. European Society of Endodontology, Patel S, Durack C, Abella F, Roig M, Shemesh H, Lambrechts P, Lemberg K. European Society of Endodontology position statement: the use of CBCT in Endodontics. Int Endod J 2014;47:502–504.
12. Fayad MI, Ashkenaz PJ, Johnson BR. Different representations of vertical root fractures detected by cone-beam volumetric tomography: a case series report. J Endod 2012;38:1435–1442.
13. Hassan B, Metska ME, Ozok AR, van der Stelt P, Wesselink PR. Detection of vertical root fractures in endodontically treated teeth by a cone beam computed tomography scan. J Endod 2009;35:719–722.
14. Hassan B, Metska ME, Ozok AR, van der Stelt P, Wesselink PR. Comparison of five cone beam computed tomography systems for the detection of vertical root fractures. J Endod 2010;36:126–129.
15. Junqueira RB, Verner FS, Campos CN, Devito KL, Carmo AMR. Detection of vertical root fractures in the presence of intracanal metallic post: a comparison between periapical radiography and cone-beam computed tomography. J Endod 2013;39:1620–1624.
16. Kajan ZD, Taromsari M. Value of cone beam CT in detection of dental root fractures. Dentomaxillofac Radiol 2012;41:3–10.
17. Khedmat S, Rouhi N, Drage N, Shokouhinejad N, Nekoofar MH. Evaluation of three imaging techniques for the detection of vertical root fractures in the absence and presence of gutta-percha root fillings. Int Endod J 2012;45:1004–1009.
18. Kambungton J, Janhom A, Prapayasatok S, Pongsiriwet S. Assessment of vertical root fractures using three imaging modalities: cone beam CT, intraoral digital radiography and film. Dentomaxillofac Radiol 2012;41:91–95.
19. Kamburoğlu K, Murrat S, Yükel SP, Cebeci AR, Horasan S. Detection of vertical root fracture using cone-beam computerized tomography: an in vitro assessment. Oral Surg Oral Med Oral Pathol Oral Radiol Endod 2010;109:74–81.
20. Kondylidou-Sidira A, Fardi A, Giannopoulou M, Parisis N. Detection of experimentally induced root fractures on digital and conventional radiographs: an in vitro study. Odontology 2013;101:89–95.
21. Kositbowornchai S, Nuansakul R, Sikram S, Sinhawattana S, Saengmontri S. Root fracture detection: a comparison of direct digital radiography with conventional radiography. Dentomaxillofac Radiol 2001;30:106–109.
22. Llena-Puy MC, Forner-Navarro L, Barbero-Navarro I. Vertical root fracture in endodontically treated teeth: a review of 25 cases. Oral Surg Oral Med Oral Pathol Oral Radiol Endod 2001;92:553–555.
23. Lustig JP, Tamse A, Fuss Z. Pattern of bone resorption in vertically fractured endodontically treated teeth. Oral Surg Oral Med Oral Pathol Oral Radiol Endodont 2000;90:224–227.
24. Meister F, Lommel TJ, Gerstein H. Diagnosis and possible causes of vertical root fracture. Oral Surg Oral Med Oral Pathol 1980;49:243–253.
25. Melo SL, Bortoluzzi EA, Abreu M Jr, Correa LR, Correa M (2010) Diagnostic ability of a cone-beam computed tomography scan to assess longitudinal fractures in prosthetically treated teeth. J Endod 2010;36:1879–1882.
26. Metska ME, Aartman IHA, Wesselink PR, Ozok AR. Detection of vertical root fractures in vivo in endodontically treated teeth by cone-beam computed tomography scans. J Endod 2012;38:1344–1347.
27. Moule AJ, Kahler B. Diagnosis and management of teeth with vertical root fractures. Aust Dent J 1999;44:75–87.
28. Nascimento HAR, Ramos ACA, Neves FS, de-Azevedo-Vaz SL, Freitas DQ. The 'Sharpen' filter improves the radiographic detection of vertical root fractures. Int Endod J 2015;48:428–434.
29. Nascimento HA, Neves FS, de-Azevedo-Vaz SL, Duque TM, Ambrosano GM, Freitas DQ. Impact of root fillings and posts on the diagnostic ability of three intra-oral digital radiographic systems in detecting vertical root fractures, Int Endod J 2015;48:864–871.
30. Neves FS, Sampaio F, Freitas FQ, Campos PSF, Ekestubbe A, Lofthag-Hansen S. Evaluation of cone-beam computed tomography in the diagnosis of vertical root fractures: the influence of imaging modes and root canal materials. J Endod 2014;40:1530–1536.
31. Nicopoulou-Karayianni K, Bragger U, Lang NP. Patterns of periodontal destruction associated with incomplete root fractures. Dentomaxillofac Radiol 1997;26:321–326.
32. Özer SY. Detection of vertical root fractures of different thicknesses in endodontically enlarged teeth by cone beam computed tomography versus digital radiography. J Endod 2010;36(7):1245-1249.
33. Özer SY, Ünlü G, Değer Y. Diagnosis and treatment of endodontically treated teeth with vertical root fracture: three case reports with two-year follow-up. J Endod 2011;37:97–102.
34. Patel S, Brady E, Brown J, Wilson R, Mannocci F. The detection of vertical root fractures in root filled teeth with periapical radiographs and CBCT scans. Int Endod J 2013;46:1140–1152.
35. Patel S, Durack C, Abella F, Shemesh H, Roig M, Lemberg K. Cone beam computed tomography in Endodontics—a review. Int Endod J 2015;48:3–15.
36. Pitts DL, Natkin E. Diagnosis and treatment of vertical root fractures. J Endod 1983;9:338–346.
37. Rivera EM, Walton EM. Longitudinal tooth fractures: findings that contribute to complex endodontic diagnoses. Endod Topics 2007;16:82–111.
38. Rud J, Omnell KA. Root fractures due to corrosion. Diagnostic aspects. Scand J Dent Res 1970;78:397–403.
39. Scarfe WC, Farman AG. What is cone-beam CT and how does it work? Dent Clin N Am 2008;52:707–730.
40. Schulze R, Heil U, Grob D, Breullmann DD, Dranischnikow E, Schwanecke U, Schoemer E. Artefacts in CBCT: a review. Dentomaxillofac Radiol 2011;40:265–273.
41. Tamse A, Fuss Z, Lustig J, Kaplavi J. An evaluation of endodontically treated vertically fractured teeth. J Endod 1999;25:506–508.
42. Tamse A, Kaffe I, Lustig J, Ganor Y, Fuss Z. Radiographic features of vertically fractured endodontically treated mesial roots of mandibular molars. Oral Surg Oral Med Oral Pathol Oral Radiol Endod 2006;101:797–802.

43. Testori T, Badino M, Castagnola M. Vertical root fractures in endodontically treated teeth: a clinical survey. J Endod 1993;19:87–91.
44. Tofangchiha M, Bakshi M, Fakhar MB, Panjnoush M. Conventional and digital radiography in vertical root fracture diagnosis: a comparison study. Dent Traumatol 2011;27:143–146.
45. Tsesis I, Kamburoğlu K, Katz A, Tamse A, Kaffe I, Kfir A. Comparison of digital with conventional radiography in detection of vertical root fractures in endodontically treated maxillary premolars: an *ex vivo* study. Oral Surg Oral Med Oral Pathol Oral Radiol Endod 2008;106:124–128.
46. Tsesis I, Rosen E, Tanse A, Taschieri S, Kfir A. diagnosis of vertical root fractures in endodontically treated teeth based on clinical and radiographic indicies: a systemic review. J Endod 2010;36:1455–1458.
47. Wang P, Yan XB, Lui DG, Zhang WL, Zhang Y, Ma XC. Detection of dental root fractures by using cone-beam computed tomography. Dentomaxillofac Radiol 2011;40:290–298.
48. Zadik Y, Sandler V, Bechor R, Salehrabi R. Analysis of factors related to extraction of endodontically treated teeth. Oral Surg Oral Med Oral Pathol Oral Radiol Endod 2008;106:31–35.

Index 索引

123

180°スキャン画像 ……………………………………… 48

ABC

ALARPの原則 …………………………………………… 43
CBCT ➡ 歯科用コーンビームCT(CBCT)
DICOM(digital imaging and communication in medicine) … 53
J状の透過像 …………………………………………… 132
J/kg ……………………………………………………… 44
MDCT ➡ マルチディテクターCT
MRI ➡ 磁気共鳴断層撮影法
PACS(picture archiving and communication systems) … 53
periapical index(PAI) ………………………………… 85
SMPTEテストパターン ……………………………… 53
Tuned-aperture computed tomography(TACT) ……… 20

あ

アーチファクト ………………………… 23, 41, 43, 48, 136
亜脱臼 ……………………………………………… 105, 106

い

イスムス ………………………………………………… 93
異物 …………………………………………………… 113
イメージインテンシファイア(イメージ増倍管) … 34-36

え

栄養管 …………………………………………………… 65
エイリアシングアーチファクト ……………………… 50
エックス線管球 ………………………………………… 28
エックス線検出器 …………………………………… 34, 36
エックス線写真による再評価 ………………………… 113
エックス線透過像 …………………………………… 84, 86
エックス線と物質の相互作用 ……………………… 27, 31
エックス線の吸収 ……………………………………… 31
エックス線の散乱 ……………………………………… 31
エックス線の生成 …………………………………… 27, 28
エックス線の透過 ……………………………………… 32
エックス線の濾過 …………………………………… 30, 49
エナメル質 ……………………………………………… 61
エナメル質破折 ……………………………………… 100
炎症性外部吸収 …………………………………… 118, 119

炎症性内部吸収 ……………………………………… 126

お

オトガイ棘 ……………………………………………… 63
オトガイ結節 …………………………………………… 63
オトガイ孔 ……………………………………… 62-64, 94
オトガイ隆起 …………………………………………… 63
帯状のアーチファクト ……………………………… 136
音響インピーダンス …………………………………… 19

か

外斜線 …………………………………………………… 63
外傷歯 …………………………………………………… 99
解像度 …………………………………………………… 47
外鼻の解剖学的形態 …………………………………… 55
外部性歯根吸収 …………………………………… 117, 118
解剖学的ノイズ …………………………… 14, 22, 79, 127
海綿骨 …………………………………………… 16, 60, 83
下顎管 …………………………………………… 22, 62, 64, 94
下顎管前方ループ ……………………………………… 65
下顎結合 ………………………………………………… 62
下顎骨 …………………………………………………… 61
下顎骨の骨折 ………………………………………… 111
下顎枝 …………………………………………………… 62
下顎歯槽骨の解剖学的形態 …………………………… 65
下顎小臼歯根管の解剖学的形態 ……………………… 68
下顎切歯の過剰根管 …………………………………… 67
下顎体 …………………………………………………… 62
下顎大臼歯の根管形態 ………………………………… 69
確率的影響 ……………………………………………… 44
暈状の透過像 ………………………………………… 132
下歯槽神経 ……………………………………………… 22
過剰根管 ………………………………………………… 90
過剰歯 …………………………………………………… 73
化生 …………………………………………………… 128
化生性硬組織形成 …………………………………… 126
化生性変化 …………………………………………… 122, 125
画像解像度 ……………………………………………… 23
画像検出器 ……………………………………………… 21
画像再構成 ……………………………………………… 37
画像のコントラスト ………………………………… 31, 32
画像表示モニタ ………………………………………… 53
下鼻甲介 ………………………………………………… 58
眼窩下孔 ………………………………………………… 55
冠状断 ……………………………………………… 24, 55

139

間接型フラットパネルディテクター(間接型平面検出器, 間接型FPD)	35-37
間接型 FPD ➡ 間接型フラットパネルディテクター	
間接的細胞損傷	43
完全 VRF	131, 133
管電圧(kV)	30, 31, 47, 49
管電流(mA)	30, 31, 47, 48
陥入性脱臼(陥入)	106, 109

き

吸収線量	44
近心頬側第二根管(MB2)	23, 69
近心副根管	69

く

空間分解能	40, 47
グレイ(Gy)	44

け

傾斜破折	105
形態学的不鮮鋭度	41
外科的再根管治療	94
犬歯根管の解剖学的形態	67
検出限界によるアーチファクト(ゼロアーチファクト)	48

こ

口蓋骨垂直板	58
口蓋骨水平板	55
口蓋骨の解剖学的形態	55
硬化性骨炎	85
口腔内エックス線撮影法	13
光子	28
構造ノイズ	41, 51
光電吸収	32
光電子	31
後鼻棘	55
コーンビーム CT(CBCT) ➡ 歯科用コーンビーム CT(CBCT)	
国民線量	43
骨様象牙質	122
骨梁の崩壊	83
骨梁パターン	83
固有歯槽骨	60
コリメーション	48
根管充填材	136
根管数	67
根管の解剖学的形態	67
根管の分岐	93
根管の癒合	93

根管の湾曲	67
根管壁の穿孔	127
根尖周囲外科手術	22
根尖性歯周炎	79, 13
根尖性歯周炎の検出	80
根尖病変	91
コントラスト分解能	39, 40
コンピュータ断層撮影法(CT)	21
コンプトン散乱	31, 32

さ

再根管治療	23, 89
最適化	43
細胞形質転換	44
撮影位置	47
撮影の正当性	46
擦過傷	111
撮像視野	24
三次元再構成画像	22
サンプリング	50

し

シーベルト(Sv)	44
歯科外傷	99
歯科用コーンビーム CT(CBCT)	23, 33, 34, 86
歯科用マイクロスコープ	131
歯冠・歯根破折	100, 105
歯冠破折	100, 105
磁気共鳴(MR)画像	17
磁気共鳴断層撮影法(MRI)	17
軸位断	24, 55
歯頸部外部吸収	121
篩骨	58
歯根吸収	90, 99, 113, 117
歯根吸収の診断	117
歯根肉芽腫	92
歯根囊胞	92
歯根の長さと湾曲	74
歯根膜腔の拡大	83, 86
支持歯槽骨	60
矢状断	24, 55
歯髄壊死	99
歯髄腔の計測パラメタ	73
歯髄閉塞	99
歯槽窩の粉砕骨折	109
歯槽窩壁の骨折	109
歯槽硬線	61
歯槽硬線の連続性	83
歯槽骨骨折	106, 109
歯槽突起の骨折	111
実効線量	23, 24, 44

歯内歯 ……………………………………………… 70
歯内療法の転帰 …………………………………… 82, 86
磁場 ………………………………………………… 17
受像体 ……………………………………………… 13
上顎骨口蓋突起 …………………………………… 55
上顎骨前頭突起 …………………………………… 55
上顎骨の解剖学的形態 …………………………… 55
上顎骨の骨折 ……………………………………… 111
上顎歯槽骨の解剖学的形態 ……………………… 60
上顎歯の解剖学的形態 …………………………… 61
上顎切歯の過剰根管 ……………………………… 67
上顎第一小臼歯根管の解剖学的形態 …………… 68
上顎大臼歯根管の解剖学的形態 ………………… 69
上顎洞 ……………………………………… 22, 94
上顎洞底 …………………………………… 59, 95
上顎洞粘膜 ………………………………………… 60
上顎洞の解剖学的形態 …………………………… 58
小臼歯根管の解剖学的形態 ……………………… 68
照射時間 …………………………………… 30, 31
上鼻甲介 …………………………………………… 58
ショットガン像 …………………………………… 84
信号雑音比(SNR) ………………………………… 41
振盪 ………………………………………… 105, 106
振動子（プローブ） ……………………………… 18

す
水素原子 …………………………………………… 17
垂直性骨欠損 ……………………………………… 132
垂直性歯根破折(VRF) ……………………… 90, 92, 131
水平歯根破折 ……………………………… 101, 105, 113

せ
正当化 ……………………………………………… 43
制動放射線 ………………………………………… 28
石灰化 ……………………………………………… 61
切歯管 ……………………………………………… 55
切歯孔 ……………………………………………… 55
切歯根管の解剖学的形態 ………………………… 67
舌側孔 ……………………………………………… 63
ゼロアーチファクト（検出限界によるアーチファクト） …… 48
穿孔 ………………………………………………… 90
線質硬化 …………………………………………… 136
線質硬化(ビームハードニング)アーチファクト … 49
線状のアーチファクト …………………………… 49, 136
前鼻棘 ……………………………………………… 55
線量 ………………………………………………… 43
線量限度 …………………………………………… 43
線量低減機能 ……………………………………… 47
線量低減(DR)プログラム ………………………… 47

そ
象牙質 ……………………………………………… 61
測定線量 …………………………………………… 44
側方性脱臼 ………………………………………… 106

た
大臼歯根管の解剖学的形態 ……………………… 69
大口蓋孔 …………………………………………… 55
第三象牙質 ………………………………………… 105
体動によるぶれ ➡ アーチファクト
タウロドンティズム ……………………………… 70
楕円形根管 ………………………………………… 67
打撲 ………………………………………………… 111
タングステンフィラメント ………………… 28, 29
タングステン陽極 ……………………………… 28, 29
単純歯冠破折 ……………………………………… 100
断面像 ……………………………………………… 24

ち
置換性外部吸収 …………………………………… 119
置換性内部吸収 …………………………… 126, 128
逐次近似法 ………………………………… 38, 39
鋳造ポスト ………………………………………… 136
中鼻甲介 …………………………………………… 58
超音波(US)診断 …………………………………… 18
超音波反射（エコー） …………………………… 18
直接型フラットパネルディテクター（直接型平面検出器，直接型 FPD） ……………………………… 35-37
直接型 FPD ➡ 直接型フラットパネルディテクター
直接的細胞損傷 …………………………………… 43

て
低エネルギー光子 ………………………………… 48
挺出性脱臼(挺出) ………………………… 106, 109
電子ノイズ ………………………………… 41, 51
電磁波 ……………………………………………… 27
デンティンブリッジ ……………………………… 105
電離放射線 ………………………………………… 43

と
樋状根管 …………………………………… 69, 70, 93
透過光子 …………………………………………… 32
等価線量 …………………………………………… 44
特性エックス線 …………………………… 28, 29
ドップラー効果 …………………………………… 19
トモンセンシス …………………………………… 20

141

な

内部性歯根吸収	117, 126
軟組織外傷	111

の

ノイズ	40, 51

は

パーシャルボリューム効果（部分容積効果）	49
バイトブロック	13
歯の形態異常	70
パルスビーム機能	48

ひ

鼻腔の解剖学的形態	55
非外科的再根管治療	90
皮質骨	16, 60
被曝線量	44
被曝リスク	43
表面外部吸収	118
品質保証プログラム（QA）	40, 47

ふ

ファンビーム	33
フィルタ補正逆投影法	34, 37-39
フィルム（センサー）ホルダー	13
フィン	93
フェネストレーション	94
不完全 VRF	131, 134, 136
副根管	67
複雑歯冠破折	100
不鮮鋭度	41

へ

ヘリカルスキャン	33
偏心投影（法）	13, 23, 67, 79, 127, 131
扁平根管	67

ほ

放射線加重（荷重）係数	44

放射線物理学	27
放射線リスク	45
ボクセル	24
ボクセルサイズ	47
ボクセル寸法	136

ま

マルチスライス CT（MSCT）	22
マルチディテクターCT	33, 34

む

無線シグナル	17

め

迷入	112

も

モーションアーチファクト	51

ゆ

癒合根	69, 70
癒合歯	71

よ

陽子	17

り

量子検出効率	37
量子ノイズ	40, 51
リングアーチファクト	51

れ

レイリー散乱	31
裂傷	111

ろ

濾過機能（フィルタリング）	47

クインテッセンス出版の書籍・雑誌は，歯学書専用通販サイト『歯学書.COM』にてご購入いただけます．

PCからのアクセスは…

歯学書　検索

携帯電話からのアクセスは…
QRコードからモバイルサイトへ

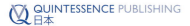

歯内療法成功のためのコーンビームCT活用術

2018年1月10日　第1版第1刷発行

編・著者	Shanon Patel / Simon Harvey / Hagay Shemesh / Conor Durack / 月星光博
監訳者	興地隆史
発行人	北峯康充
発行所	クインテッセンス出版株式会社 東京都文京区本郷3丁目2番6号　〒113-0033 クイントハウスビル　電話(03)5842-2270(代表) 　　　　　　　　　　　　　(03)5842-2272(営業部) 　　　　　　　　　　　　　(03)5842-2276(編集部) web page address　http://www.quint-j.co.jp/
印刷・製本	サン美術印刷株式会社

©2018　クインテッセンス出版株式会社　　禁無断転載・複写
Printed in Japan　　　　　　　　　　　　　落丁本・乱丁本はお取り替えします
ISBN978-4-7812-0598-4　C3047　　　　　　定価はカバーに表示してあります